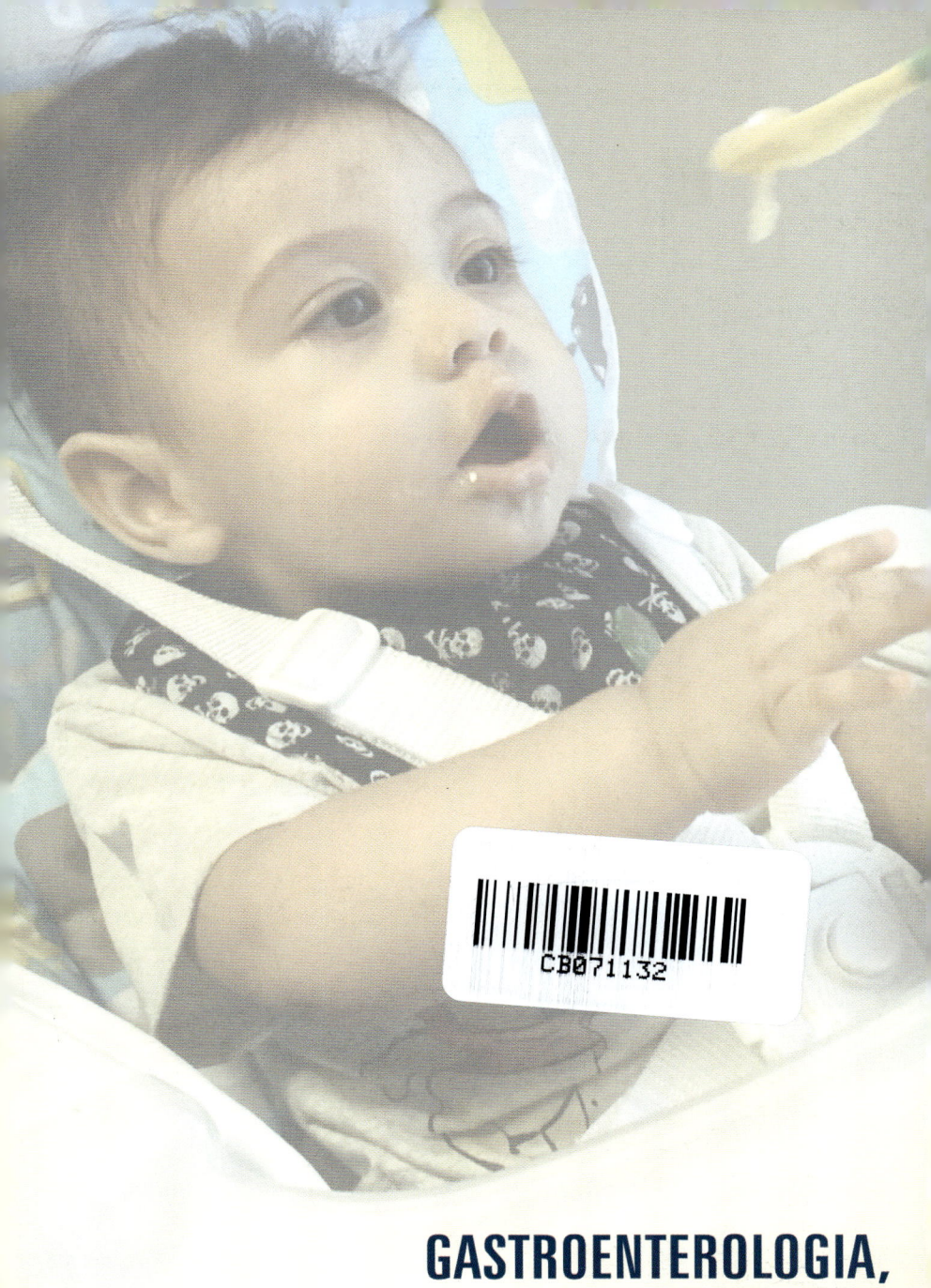

GASTROENTEROLOGIA, HEPATOLOGIA E NUTRIÇÃO EM PEDIATRIA

GASTROENTEROLOGIA, HEPATOLOGIA E NUTRIÇÃO EM PEDIATRIA
Uma Abordagem Prática

Deirdre Kelly, MD, FRCP, FRCPI, FRCPH
The Liver Unit
Birmingham Children's Hospital;
Professor of Paediatric Hepatology
University of Birmingham
Birmingham, UK

Ronald Bremner, DM, FRCPCH
Consultant Paediatric Gastroenterologist
Department of Gastroenterology and Nutrition
Birmingham Children's Hospital
Birmingham, UK

Jane Hartley, MBChB, MRCPCH, MMedSc, PhD
Consultant in Paediatric Hepatology and Small Bowel Transplantation
The Liver Unit
Birmingham Children's Hospital
Birmingham, UK

Diana Flynn, MBBCh, MRCPCH, BSc, PhD
Consultant Paediatric Gastroenterologist
Department of Gastroenterology
Royal Hospital for Sick Children
Glasgow, UK

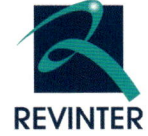

REVINTER

Gastroenterologia, Hepatologia e Nutrição em Pediatria – Uma Abordagem Prática
Copyright © 2016 by Livraria e Editora Revinter Ltda.

ISBN 978-85-372-0654-6

Todos os direitos reservados.
É expressamente proibida a reprodução
deste livro, no seu todo ou em parte,
por quaisquer meios, sem o consentimento,
por escrito, da Editora.

Tradução:
SANDRA MALLMANN
Tradutora Especializada na Área da Saúde, RS

Revisão Técnica:
VIVIANE LANZELOTTE
Médica-Pediatra
Título de Especialista em Pediatia pela SBP
Membro do Comitê de Atenção Integral ao Desenvolvimento e Reabilitação da SOPERJ
Oftalmologista/Oftalmologista Pediátrica
Responsável pelos Programas de Catarata Congênita e Retinopatia da
Prematuridade da SMS – RJ

CIP-BRASIL. CATALOGAÇÃO-NA-FONTE
SINDICATO NACIONAL DOS EDITORES DE LIVROS, RJ

G233

 Gastroenterologia, hepatologia e nutrição em pediatria / Deirdre Kelly ... [et al.] ; tradução Sandra Mallmann, Viviane Lanzelotte. - 1. ed. - Rio de Janeiro: Revinter, 2016.
 il.

 Tradução de: Practical approach to paediatric gastroenterology, hepatology and nutrition
  Inclui bibliografia e índice
  ISBN 978-85-372-0654-6

 1. Gastroenterologia pediátrica. I. Kelly, Deirdre. II. Título.

15-23843   CDD: 618.9233
                CDU: 616.33/.34-053.2

Nota: A medicina é uma ciência em constante evolução. À medida que novas pesquisas e experiências ampliam os nossos conhecimentos, são necessárias mudanças no tratamento clínico e medicamentoso. Os autores e o editor fizeram verificações junto a fontes que se acredita sejam confiáveis, em seus esforços para proporcionar informações acuradas e, em geral, de acordo com os padrões aceitos no momento da publicação. No entanto, em vista da possibilidade de erro humano ou mudanças nas ciências médicas, nem os autores e o editor nem qualquer outra parte envolvida na preparação ou publicação deste livro garantem que as instruções aqui contidas são, em todos os aspectos, precisas ou completas, e rejeitam toda a responsabilidade por qualquer erro ou omissão ou pelos resultados obtidos com o uso das prescrições aqui expressas. Incentivamos os leitores a confirmar as nossas indicações com outras fontes. Por exemplo e em particular, recomendamos que verifiquem as bulas em cada medicamento que planejam administrar para terem a certeza de que as informações contidas nesta obra são precisas e de que não tenham sido feitas mudanças na dose recomendada ou nas contraindicações à administração. Esta recomendação é de particular importância em conjunto com medicações novas ou usadas com pouca frequência.

Título original:
Practical Approach to Paediatric Gastroenterology,
Hepatology and Nutrition
ISBN 978-0-470-67314-0
Copyright © by John Wiley & Sons, Ltd.

Livraria e Editora REVINTER Ltda.
Rua do Matoso, 170 – Tijuca
20270-135 – Rio de Janeiro – RJ
Tel.: (21) 2563-9700 – Fax: (21) 2563-9701
livraria@revinter.com.br – www.revinter.com.br

Sumário

Prefácio, vii
Agradecimentos, viii
Pranchas em *Cores*, ix

Parte I Gastroenterologia 1
1 Lactente com dor abdominal 3
2 Criança com dor abdominal...................... 6
3 Lactente com vômitos 15
4 Criança com vômitos 21
5 Dificuldade de deglutição....................... 24
6 Distensão abdominal 29
7 Lactente com diarreia aguda..................... 32
8 Criança com diarreia aguda 35
9 Bebê com diarreia crônica 40
10 Criança com diarreia crônica 47
11 Sangramento gastrointestinal.................... 61
12 Sintomas associados à alimentação............... 67
13 Massa abdominal................................ 76
14 Bebê com constipação 79
15 Criança com constipação 83
16 Dor perianal................................... 90

Parte II Hepatologia................................ 93
17 Bebê com icterícia 95
18 Bebê agudamente doente 108
19 Bebê com esplenomegalia........................ 118
20 Bebê com distensão abdominal por causa hepática 121
21 Criança mais velha com icterícia............... 128
22 Criança mais velha agudamente doente 134
23 Criança mais velha com causas hepáticas de distensão
    abdominal 138

24	Doença hepática crônica – prurido	141
25	Doença hepática crônica – ascite	145
26	Doença hepática crônica – hematêmese ou melena	148
27	Crianças com bioquímica hepática anormal incidental	150
28	Criança com fibrose cística	152
29	Criança com doença hepática após quimioterapia	155
30	Tratamento de uma criança com insuficiência hepática aguda	158
31	Indicações para transplante de fígado	164
32	Complicações após transplante hepático	166

Parte III Nutrição 171

33	Monitoramento nutricional	173
34	Nutrição no lactente normal – amamentação	176
35	Nutrição no bebê normal – fórmulas para lactentes	180
36	Nutrição em bebês prematuros	183
37	Problemas com o desmame	186
38	Bebê ou criança com déficit alimentar	188
39	Aversão alimentar	192
40	Ingestão de substâncias não alimentares (pica)	194
41	Nutrição em disfunção neuromotora	198
42	Desnutrição	201
43	Obesidade	209
44	Falência intestinal	213
45	Nutrição parenteral – iniciando e monitorando	225
46	Nutrição parenteral – complicações	230
47	Nutrição parenteral – desmame	237
48	Nutrição parenteral domiciliar	239
49	Alimentação enteral por sonda	241
50	Nutrição na fibrose cística	247
	Índice Remissivo	249

Prefácio

A Pediatria é um campo da Medicina em rápido desenvolvimento, particularmente nas suas subespecialidades. Isto dificulta que os estagiários, médicos recém-formados, residentes e outros profissionais de saúde acompanhem os novos desenvolvimentos.

A meta deste livro é apresentar cenários clínicos orientados para os problemas em gastroenterologia, hepatologia e nutrição pediátricas e foi concebido para facilitar a avaliação inicial, o tratamento e o encaminhamento das crianças.

Está atualizado de acordo com a prática corrente, é de fácil acesso ao leitor e acompanha as últimas orientações, protocolos e informações sobre os temas.

Esperamos que seja útil para melhorar a forma de cuidar das crianças com estas condições especiais.

Agradecimentos

Dra. Indra van Mourik, Hepatologista Consultora, Unidade do Fígado, Hospital Infantil de Birmingham, Birmingham, Reino Unido.

Sara Clark, Dietista Sênior, Unidade do Fígado, Hospital Infantil de Birmingham, Birmingham, Reino Unido.

Simon Fraser, Farmacêutico em Nutrição, Hospital Real para Crianças Doentes, Glasgow, Reino Unido.

Avril Smith, Enfermeira Especialista em Gastrostomia, Hospital Real para Crianças Doentes, Glasgow, Reino Unido.

Guftar Sheikh, Endocrinologista Consultor, Hospital Real para Crianças Doentes, Glasgow, Reino Unido.

Pranchas em Cores

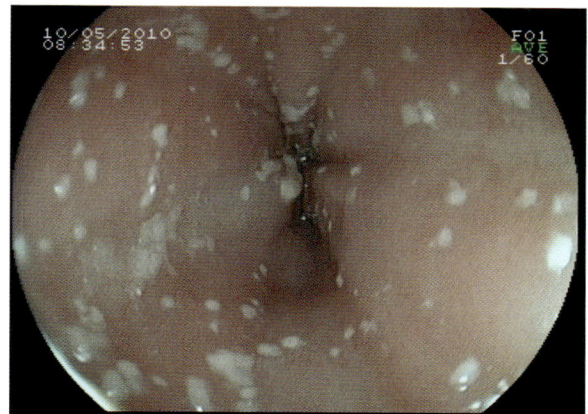

Figura 5.1

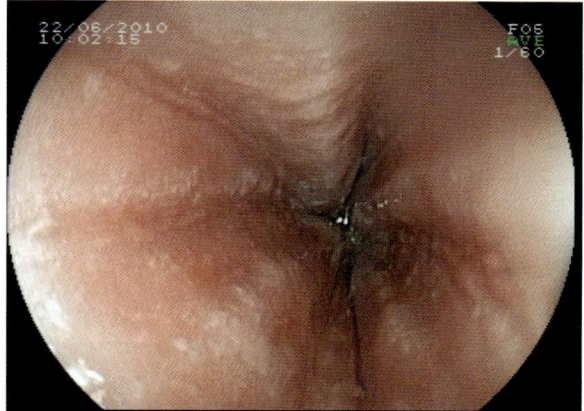

Figura 5.2

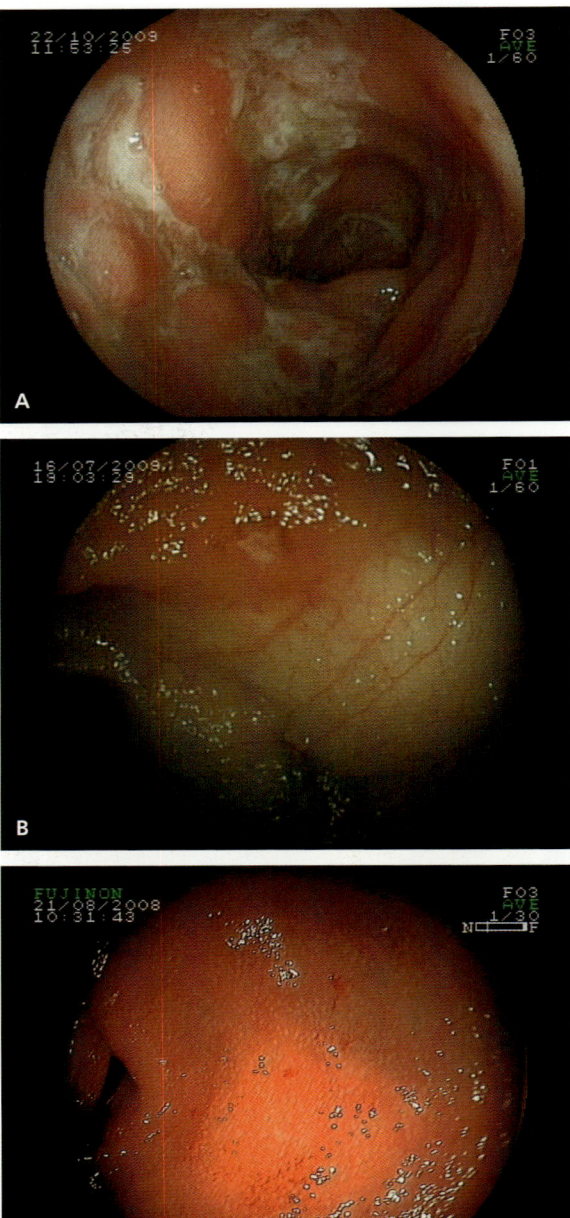

Figura 10.3

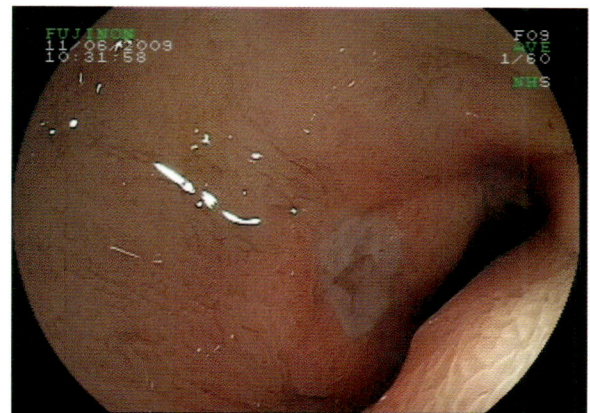

Figura 11.1

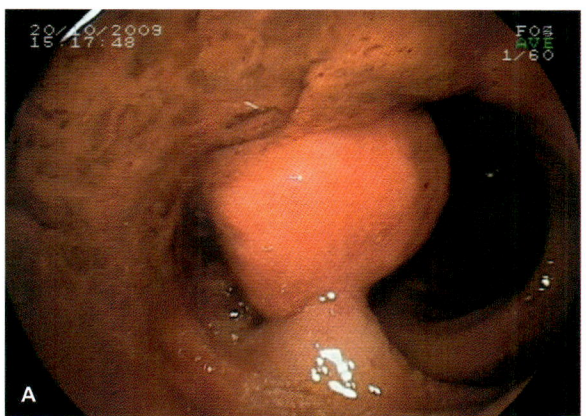

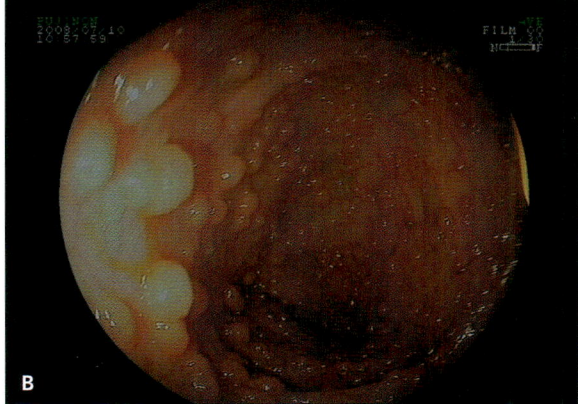

Figura 11.3

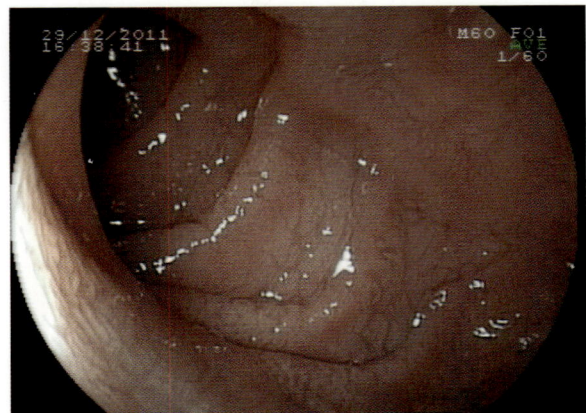

Figura 12.1

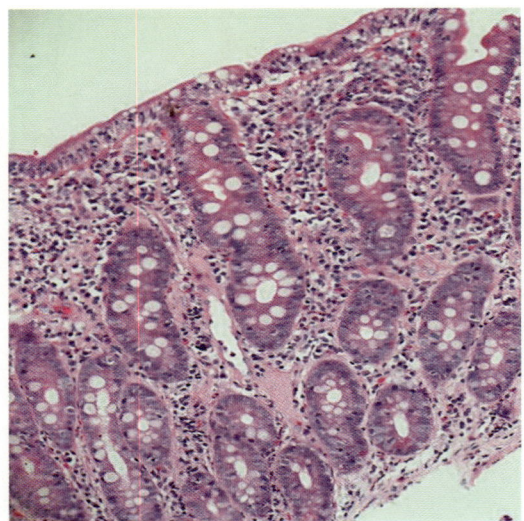

Figura 12.2

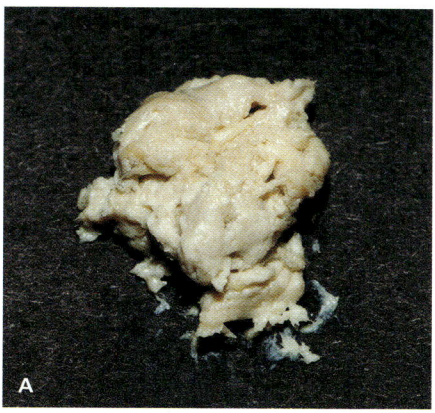
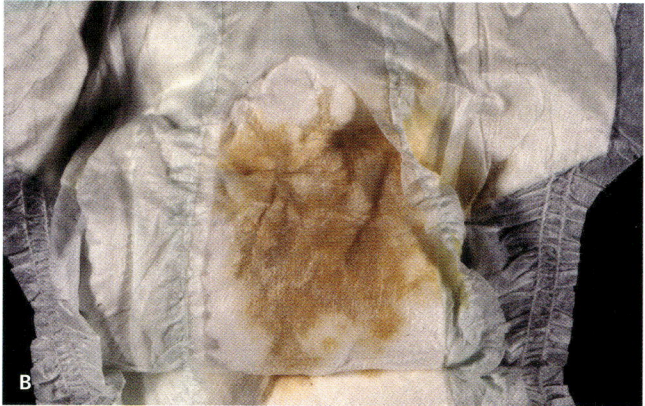

Figura 17.1

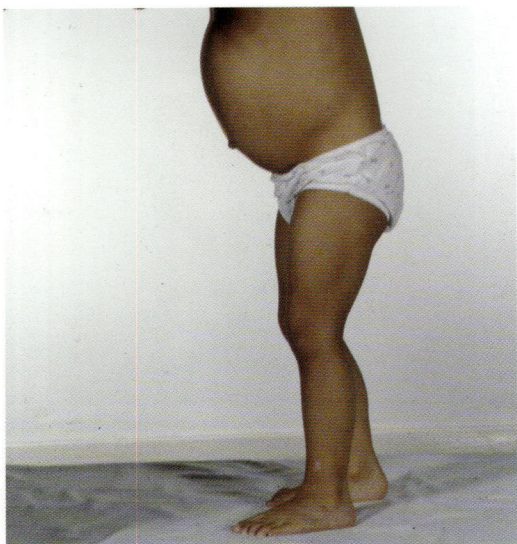

Figura 20.1

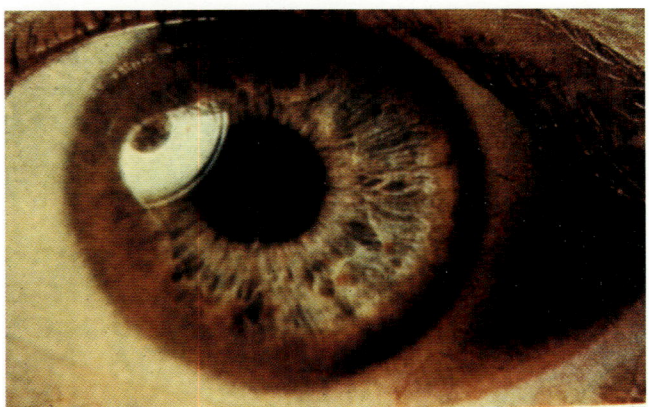

Figura 21.1

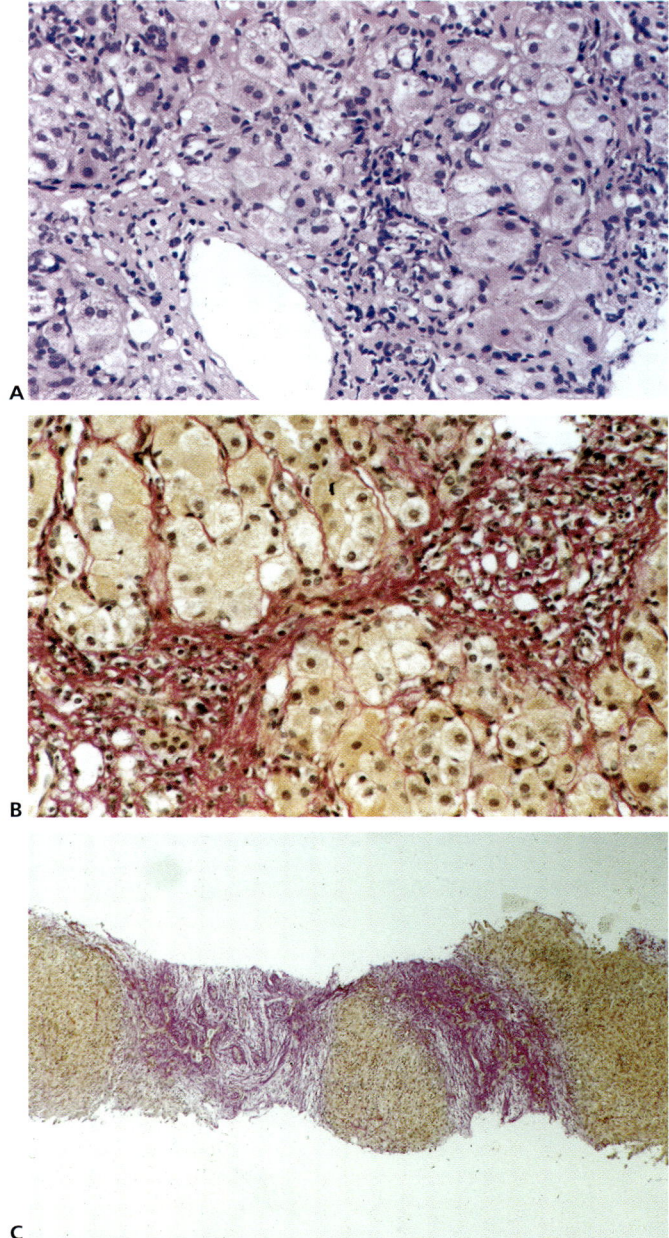

Figura 24.1

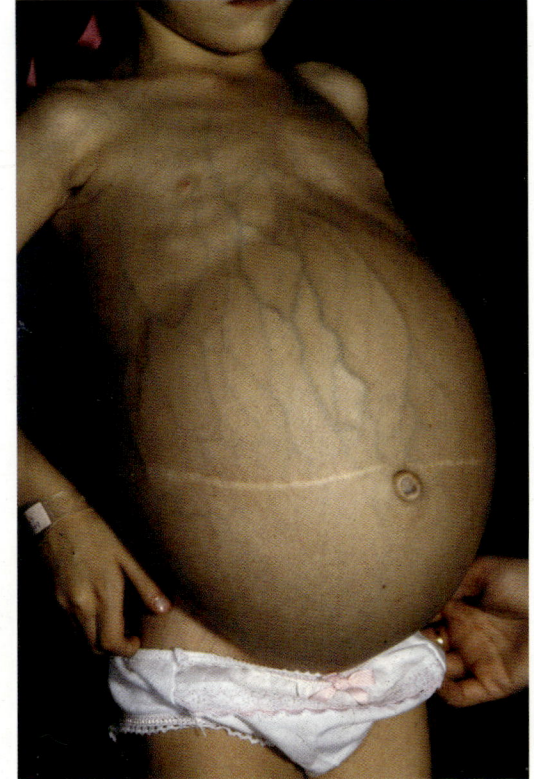

Figura 25.1

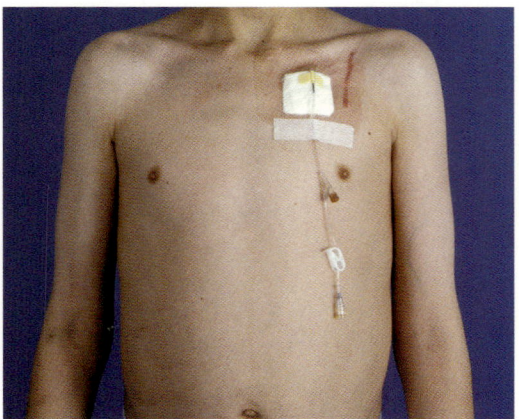

Figura 28.1

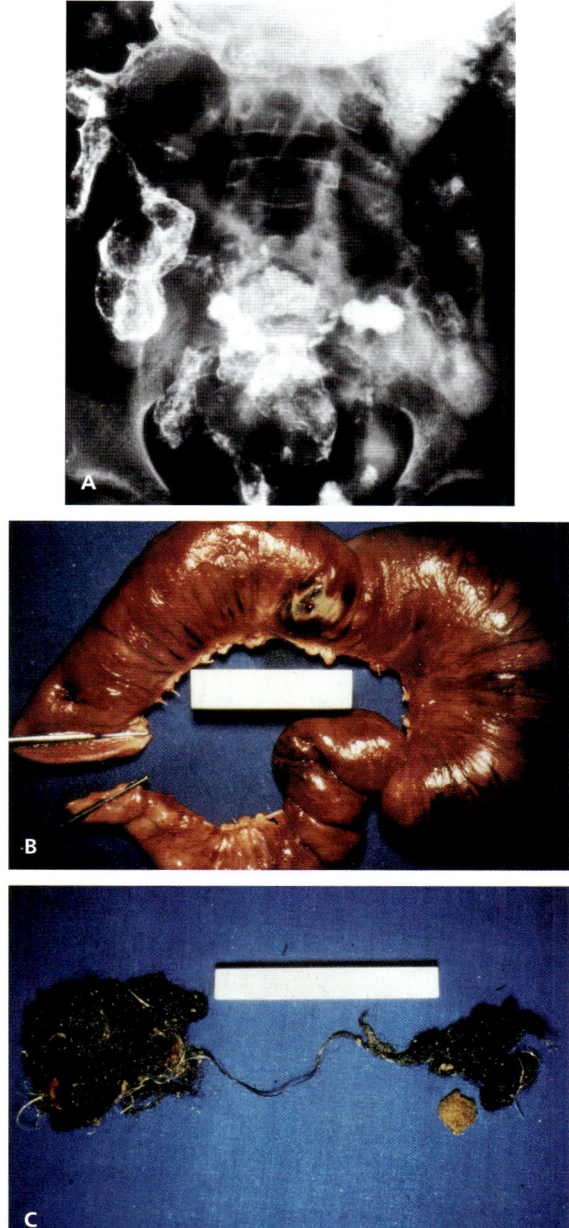

Figura 40.1

Gastroenterologia

PARTE I

Os sintomas abdominais são, frequentemente, inespecíficos, com amplo diagnóstico diferencial. Objetivamos apresentar uma estrutura para avaliação, com informações para condições comuns e raras importantes. Um modelo multidisciplinar de atenção apoia o manejo e os resultados ideais. Enfermagem especializada, nutrição e psicologia são essenciais como apoio à terapia, especialmente em doenças crônicas. Aconselhamento e conduta especializados para problemas raros ou complexos são importantes, assim como o reconhecimento da doença não gastrointestinal e de condições que requerem intervenção cirúrgica, o que é frequentemente proporcionado por uma rede definida de unidades com as vias para encaminhamento e cuidado participativo com comunidade e equipe hospitalar.

Lactente com dor abdominal

CAPÍTULO 1

Pode ser difícil distinguir entre cólica "normal" e condições patológicas.

A cólica infantil é comum nos primeiros meses de vida. Os bebês gritam, esperneiam e sentem dor severa. Os episódios podem durar até 3 horas e ocorrem várias vezes por semana. As causas estão listadas na Tabela 1.1.

Uma dor patológica proveniente de qualquer lugar pode ser interpretada como de origem abdominal, p. ex., abrasão corneana, obstrução do trato renal, fratura óssea.

Investigações

Resultados normais dos testes de rastreio sanguíneo podem ajudar a reassegurar que doenças renais, hepáticas ou metabólicas subjacentes sejam improváveis.
- FBC, bioquímicas renal, hepática e óssea, gasometria
- Análise e cultura da urina
- Radiografia abdominal simples: vólvulo na criança doente ou com vômito bilioso
- Exame de ultrassonografia abdominal: quando há suspeita de intussuscepção
- Ingestão de bário e acompanhamento até a flexão duodenojejunal: para excluir má rotação
- Endoscopia é raramente indicada

Conduta

Na ausência de outra causa óbvia, um teste com tempo limitado de alimentação hipoalergênica pode ser útil para excluir alergia/intolerância ao leite (veja Capítulo 12), e terapia antiácida pode ser usada se houver esofagite ácida relacionada com refluxo. Mais frequentemente, a cólica se resolve dentro de poucas semanas ou com alterações na rotina.

4 | Gastroenterologia

Tabela 1.1 Causas, sinais principais e investigações diagnósticas em uma criança com dor abdominal

Causas	Características principais	Teste diagnóstico
Cólica infantil	Sem achados anormais	Nenhum
Refluxo gastroesofágico	Regurgitação, arqueamento das costas	Teste de supressão ácida
		Sonda de pH esofágica (+gástrica)
		Estudo da impedância esofágica
		Endoscopia e histologia
Alergia/intolerância a leite ou soja	Diarreia, exantemas	Veja Capítulo 12
Gastroenterite	Fezes aquosas, febre	Virologia/microbiologia das fezes
Constipação	Esforço, fezes duras, comportamento de retenção	Veja Capítulo 14
Infecção do trato urinário	Febre, piúria	Teste de urina com fita reagente para leucócitos e nitritos, ou microscopia
		Cultura microbiana
Intussuscepção	Criança doente, fezes gelatinosas vermelho-groselhas (sinal tardio)	Fluoroscopia com redução com enema de ar
	Sangue ao exame digital do reto	
Vólvulo	Distensão, vômito bilioso	Radiografia abdominal
Hérnia encarcerada	Edema doloroso na região inguinal	Ultrassonografia

Tabela 1.1 *(Cont.)*

Causas	Características principais	Teste diagnóstico
Torção testicular	Edema da bolsa escrotal e/ou palidez local e/ou dolorosa	Ultrassonografia
Doença de Hirschsprung	Eliminação tardia de mecônio, fezes em fita	Biópsia retal da espessura total
Obstrução renal pélvica/uretérica	Infecção recorrente do trato urinário, dor episódica	Ultrassonografia
Doença metabólica (p. ex., síndrome de Reye, MCADD)	Acidose, encefalopatia	Gasometria, glicose, amônia, lactato, aminoácidos séricos, ácidos amino e orgânicos na urina, acil carnitinas

MCADD, deficiência de acil-CoA desidrogenase de cadeia média.

Sinais de alerta: Quando a cólica é preocupante

- Distensão abdominal (veja Capítulo 6)
- Crescimento inconsistente: problema de alimentação (veja Capítulos 37 a 39) ou má absorção (veja Capítulo 9)
- Desenvolvimento anormal: esofagite severa, mais provavelmente, transtorno metabólico subjacente

Criança com dor abdominal

CAPÍTULO 2

A dor abdominal é comum em crianças em idade escolar e raramente é orgânica.

História
- Duração e localização [dor no quadrante superior direito em hepatite, síndrome de Gilbert e esteato-hepatite não alcoólica (NASH)]
- Sintomas associados: vômitos, dispepsia, diarreia, febre, dor inguinal, sintomas urinários
- Sangue nas fezes
- Corrimento vaginal
- Viagem ao exterior
- Histórias ginecológica e sexual
- História familiar: doença inflamatória do intestino, doença celíaca, enxaqueca, síndrome do intestino irritável, cálculos biliares, pancreatite

Investigações
- Urinálise: hematúria em cálculos renais, piúria e infecção no trato urinário
- Microscopia urinária com cultura e teste de sensibilidade
- Testes sanguíneos: glicemia, hemograma completo, função renal, função hepática, marcadores inflamatórios, amilase, colesterol, triglicerídeos
- Outros testes sanguíneos, se indicado, p. ex., níveis de paracetamol, testes de função da tireoide
- Amostras de fezes, se diarreia: microscopia, cultura, sensibilidade, ovos, cistos, parasitas

- Exame de imagem abdominal:
    - Radiografia abdominal, p. ex., se estiver procurando por obstrução
    - Radiografia do tórax, p. ex., para pneumonia ou ar sob o diafragma
    - Ultrassonografia do abdome, rins, pélvis (mulheres) e testículos (homens)
    - CT também pode ser apropriada, especialmente se houver uma massa, trauma, icterícia ou pancreatite
- Endoscopia: dependerá dos achados preliminares e história; na ausência de anormalidade no rastreio sanguíneo e exame de imagem, a endoscopia negativa é muito provável

Causas

Criança sadia
- Doença funcional do intestino: dor abdominal recorrente da infância, enxaqueca abdominal
- Intolerância à lactose: piora com produtos laticínios (sorvete e chocolate têm alto teor de lactose)
- Refluxo gastroesofágico ± esofagite: dispepsia, dor epigástrica, regurgitação
- Constipação: fezes firmes, infrequentes, sujar a roupa
- Obstrução renal pélvica/uretérica: dor nas costas em cólicas intermitentes
- Doença celíaca: associação variável à deficiência de ferro, diarreia, ulceração aftosa oral
- Alergia à comida (veja Capítulo 12)
- NASH: associado à obesidade e síndrome metabólica

Criança febril
- Gastroenterite (bacteriana ou viral)
- Adenite mesentérica
- Infecção no trato urinário (dor abdominal inferior, dor nas costas – sugere pielonefrite)
- Pneumonia
- Doença intestinal inflamatória
- Abscesso hepático

Criança doente
- Cetoacidose diabética: verificar glicosúria, gasometria
- Linfadenite mesentérica: febre, frequentemente associada à tonsilite ou faringite
- Doença de úlcera péptica: dor epigástrica intensa após as refeições
- Hepatite: transaminases hepáticas elevadas ± icterícia; veja Capítulo 21

- Pancreatite: amilase elevada, bilirrubina e transaminases podem estar aumentadas
- Ultrassonografia: dilatação biliar pode ser vista em pancreatite aguda
- DNA: mutações em *PRSS1* em pancreatite familiar, amilase e lipase séricas elevadas
- Anemia/crise falciforme: esfregaço sanguíneo mostra células falciformes
- Púrpura de Henoch-Schönlein: erupção vasculítica característica, hematúria ou proteinúria
- Insuficiência suprarrenal aguda: hiponatremia ± hipercalemia, verificar perdas urinárias de sódio inapropriadas

Causas cirúrgicas
- Apendicite: febre baixa, dor periumbilical e depois na fossa ilíaca direita, incapaz de ficar de pé (irritação do psoas), tomar cuidado com sintomas atípicos
- Obstrução intestinal, p. ex., intussuscepção, vólvulo: vômito bilioso, distensão abdominal, sensibilidade
- Trauma, p. ex., hematoma, pancreatite, trauma hepático: pode-se apresentar vários dias depois do evento. Hemoglobina baixa, CT identificará laceração hepática/transecção pancreática ou abscessos hepáticos
- Hérnia encarcerada: edema/descoloração/dor inguinal ou escrotal
- Peritonite: abdome rígido ou distensão com sensibilidade dolorosa
- Abscesso hepático: ultrassonografia – abscesso(s) no fígado, leucocitose, crescimento de patógenos na hemocultura ou aspirado do abscesso (mais comumente *Streptococcus* ou *Klebsiella*)
- Cálculos biliares/colecistite: células falciformes no sangue periférico, bilirrubina elevada se obstrução, transaminases anormais, amilase alta, se ampola de Vater estiver comprometida, colesterol ou triglicerídeos podem estar altos, sombra acústica na ultrassonografia (Figura 2.1), dilatação biliar, se o cálculo biliar estiver causando obstrução
- Torção testicular: edema, sensibilidade dolorosa, descoloração escrotais
- Cálculos uretéricos: dor em cólicas, hematúria macroscópica ou microscópica

Causas ginecológicas
- Dismenorreia ou endometriose: antes e/ou durante sangramento menstrual
- Mittelschmerz: dor em cólicas na metade do ciclo
- Doença inflamatória pélvica: febre variável

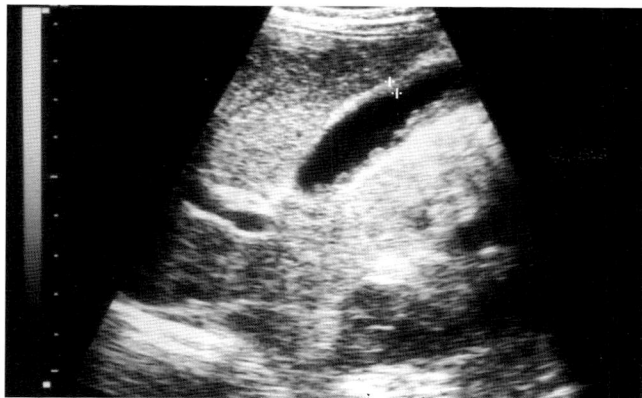

Figura 2.1 Aparência no exame de ultrassonografia de cálculos biliares com sombras acústicas. A parede da vesícula biliar (marcada com cruzes) é irregular e espessa, compatível com colecistite crônica.

Causas obstétricas
- Gravidez ectópica: início repentino com choque e peritonismo
- Ruptura/torção de cisto ovariano
- Aborto espontâneo/aborto induzido/produtos fetais retidos

Drogas/toxinas
- Superdosagem de paracetamol
- Superdosagem de ferro
- Venenos: mordida de aranha, picada de escorpião
- Ingestão de sabão
- Eritromicina

Dor referida
- Com frequência musculoesquelética: examinar para escoliose, sensibilidade nas articulações

Causas raras
- Edema angioneurótico: episódico, erupção cutânea ou edema facial/labial–alergia/encaminhamento para imunologia
- Febre familiar do Mediterrâneo ou lúpus eritematoso sistêmico: febre episódica e marcadores inflamatórios aumentados com sintomas extraintestinais – encaminhamento para reumatologia
- Porfiria intermitente aguda: episódica, enviar urina para porfirinas durante a crise
- Doença ulcerosa péptica – frequentemente associada à infecção por *Helicobater pylori*

Informações: Critérios de Roma III para distúrbios gastrointestinais funcionais
- Sem evidências de um processo inflamatório, anatômico, metabólico ou neoplásico - Sintomas: pelo menos uma vez por semana por, pelo menos, 2 meses antes do diagnóstico **Dispepsia funcional** - Dor ou desconforto persistente ou recorrente acima do umbigo - Não aliviada pela defecação ou associada ao início de alteração na frequência das fezes ou forma das fezes **Síndrome do intestino irritável** Desconforto ou dor abdominal associado a dois ou mais dos seguintes, pelo menos 25% do tempo: - Melhora com a defecação - Início associado à mudança na frequência das evacuações - Início associado à mudança na forma (aparência) das fezes **Dor abdominal funcional** - Dor abdominal episódica ou contínua - Critérios insuficientes para outros transtornos gastrointestinais funcionais **Síndrome da dor abdominal funcional** - Deve incluir: dor abdominal funcional em, pelo menos, 25% do tempo e alguma perda do funcionamento diário ou sintomas somáticos adicionais, como dor de cabeça, dor nos membros ou dificuldade para dormir

Informações: Enxaqueca abdominal

Critérios
- Duas ou mais vezes nos 12 meses anteriores
- Episódios paroxísticos de dor periumbilical intensa durante > 1 hora
- Períodos intermediários de saúde com duração usual de semanas a meses
- A dor interfere nas atividades normais
- A dor está associada a dois ou mais dos seguintes:
   ◦ Anorexia
   ◦ Náusea
   ◦ Vômitos
   ◦ Dor de cabeça
   ◦ Fotofobia
   ◦ Palidez

Sinais de alerta: Quando se preocupar com a dor abdominal
• Perda de peso não intencional • Deficiência ou lentidão no crescimento • Febre não explicada • Diarreia severa crônica ou vômitos significativos • Sangramento gastrointestinal • História familiar de doença intestinal inflamatória • Dores crônica e persistente na fossa ilíaca direita ou quadrante superior direito • Pancreatite recorrente: considerar pancreatite ou lipidemia hereditária

Informações: Cálculos biliares
Associados a: • Hemólise • Prematuridade • Fibrose cística • Síndrome de Down • Transplantes de medula e cardíaco • Câncer infantil • Cirurgia/lesão espinhal • Trauma hepatobiliar • Deficiência de IgA seletiva • Distrofia miotônica • Pseudo-obstrução intestinal crônica • Doença hepática colestática (especialmente colestase intra-hepática familiar progressiva) • Anomalias congênitas   Existe uma incidência bimodal com picos iniciais na infância e adolescência; mais comum em mulheres. **Apresentação** • Na primeira infância: dificuldade de alimentação, vômitos, icterícia • Em crianças maiores: dor no quadrante superior direito ou epigástrica, náusea, vômitos e icterícia obstrutiva **Diagnóstico** • Sombra acústica de cálculos na ultrassonografia e vesícula biliar de paredes espessas (veja Figura 2.1) *(Continua)*

Resultados
- Bebês: cálculos biliares podem-se resolver
- Crianças mais velhas: resolução é improvável
- Cirurgia somente é necessária, se sintomático ou houver dilatação do ducto biliar
- Colecistectomia laparoscópica é aconselhável

Conduta

Dor abdominal funcional
- Assegurar de que não há evidências de patologia orgânica
- Sintomas significativos persistentes requerem intervenção multidisciplinar com abordagem holística com base na família

Medicações
- Sintomas abdominais funcionais respondem pouco à terapia de redução de ácido ou antiespasmódicos
- Óleo de hortelã (uma ou 2 cápsulas 3 vezes ao dia) é mais provável de ser efetivo
- Hidrocloreto de mebeverina: 25 mg, 3 vezes ao dia (3-4 anos de idade); 50 mg, 3 vezes ao dia (4-8 anos de idade); 100 mg, 3 vezes ao dia (8-10 anos de idade) 135-150 mg, 3 vezes ao dia (mais de 10 anos de idade)
- Hidrocloreto de dicicloverina: 5-10 mg antes da alimentação (6 meses a 2 anos de idade); 10-20 mg, 3 vezes ao dia (mais de 2 anos de idade)
- Butilbrometo de hioscina: 0,5 mg/kg, máx. 5 mg, 3 vezes ao dia (1 mês-2 anos de idade); 5 mg, 3 vezes ao dia (2-5 anos de idade); 10-20 mg, 3 vezes ao dia (mais de 5 anos de idade)
- A enxaqueca abdominal pode ser prevenida ou melhorada com o uso de um antagonista do receptor 2A da serotonina, pizotifen 0,25-0,5 mg, 2 ou 3 vezes ao dia

Manejo dietético

Alergia e intolerância a alimentos são comuns em crianças pequenas, e a manipulação da dieta é, frequentemente, experimentada pelas famílias antes de procurar o aconselhamento de profissionais da saúde. Na prática, isto raramente é efetivo e coloca as crianças em risco de deficiência de nutrientes (p. ex., a exclusão de laticínios e a ingestão de cálcio abaixo do ideal).

Uma história detalhada irá identificar aqueles com alergia ou intolerância a alimentos (veja Capítulo 12). A intolerância à lactose é comum nas populações asiáticas e caribenhas. Existem poucas evidências de que a dor abdominal funcional melhore com uma dieta livre de lactose em crianças com deficiência ou suficiência de lactase.

Probióticos e prebióticos não se revelaram efetivos, embora não causem danos.

Manejo psicológico
A dor abdominal funcional pode-se originar de respostas de comportamento aprendido aos estímulos ambientais e sociais que interagem com a experiência da criança de dor física. Esta hipótese é apoiada por estudos psicológicos que mostram responsividade subliminar alterada a sinais relacionados com dor e estresse, e que a ansiedade materna é um prognosticador. Intervenções psicológicas, incluindo terapia familiar, hipnoterapia e terapia congnitivo-comportamental, são efetivas na redução da severidade e duração dos sintomas, melhorando a frequência escolar.

Cálculos biliares
- Ácido ursodesoxicólico, 10-20 mg/kg/dia, com vitaminas solúveis em gordura, se houver icterícia obstrutiva
- Dilatação biliar requer remoção do cálculo por manipulação endoscópica através da ampola de Vater, usando colangiopancreatografia retrógrada endoscópica (ERCP)
- Colecistectomia laparoscópica somente quando a inflamação aguda for resolvida

Abscesso hepático
- Drenagem do abscesso
- Antibióticos (antifúngicos em pacientes imunossuprimidos ou se não houver resposta a antibióticos na ausência de teste de sensibilidade à cultura)

Trauma hepático
- Ressuscitação, alívio da dor, identificar outras lesões
- Manejo conservador a menos que a hemorragia esteja descontrolada, e, neste caso, intervenção cirúrgica

Leitura adicional
Berger MY, Gietling MJ, Benninga MA. Chronic abdominal pain in children. *BMJ* 2007;334:997-1002

Brown CW, Werlin SL, Geenen JE, Schmalz M. The diagnostic and therapeutic role of endoscopic retrograde cholangiopancreatography in children. *J Pediatr Gastroenterol Nutr* 1993;17:19-23

Huertas-Ceballos A, Logan S, Bennett C, Macarthur C. Psychosocial interventions for recurrent abdominal pain (RAP) and irritable bowel syndrome (IBS) in childhood. *Cochrane Database Syst Rev* 2008;1:CD003014

Huertas-Ceballos A, Logan S, Bennett C, Macarthur C. Pharmacological interventions for recurrent abdominal pain (RAP) and irritable bowel syndrome (IBS) in childhood. *Cochrane Database Syst Rev* 2008;1:CD003017

Huertas-Ceballos A, Logan S, Bennett C, Macarthur C. Dietary interventions for recurrent abdominal pain (RAP) and irritable bowel syndrome (IBS) in childhood. *Cochrane Database Syst Rev* 2008;1:CD003019

Links importantes na *web*

http://79.170.44.126/britishlivertrust.org.uk/home-2/liver-information/liver-conditions/gallstones/

http://www.naspghan.org/user-assets/Documents/pdf/diseaseInfo/Pancreatitis-E.pdf

Classification of functional GI disorders: the Rome III Criteria: http://www.romecriteria.org/criteriaEvidence-based Guidelines from ESPGHAN and NASPGHAN for *Helicobacter pylori* infection in children: http://espghammed.up.pt/position_papers/Koletzko_Evidence_based_Guidelines_From_ESPGHAN_and_NASPGHAN_for_Helicobacter_pylori_Infection_in_Children.pdf - accessed 3/8/13

Lactente com vômitos

CAPÍTULO 3

Aproximadamente metade dos bebês regurgita, e isto por si só não é significativo. Entretanto, o vômito é a principal característica de muitas doenças gastrointestinais, renais, metabólicas ou neurológicas. O vômito ou a regurgitação persistente sem esforço são características de refluxo gastroesofágico, e isto está associado à ampla gama de condições, somando-se à dificuldade no manejo.

Características importantes da história
- Início agudo: causas infecciosas ou cirúrgicas
- Febre: infecção
- História pré-natal: infecção materna, achados no exame pré-natal com ultrassom
- História do nascimento: prematuridade, ressuscitação
- Avaliar frequência e volume da alimentação, caracterizar quaisquer dificuldades de alimentação, efeito de alguma mudança na fórmula
- Perda de peso: doença sistêmica mais provável
- Sintomas de esofagite, p. ex., irritabilidade, arqueamento das costas, recusa da alimentação, hematêmese
- Déficit de crescimento: sem ganho de peso 2 semanas após o nascimento ou queda através dos percentis
- Sintomas neurológicos e evolução do desenvolvimento: considerar doença metabólica
- História familiar de cirurgia intestinal: má rotação, hérnia de hiato, doença de Hirschsprung
- Tosse ou infecções respiratórias frequentes: aspiração recorrente, fibrose cística, fístula traqueoesofágica
- Estridor ou apneia: solicitar avaliação otorrinolaringológica

- Eczema, diarreia, urticária ou história familiar de atopia: sugerem possível alergia alimentar

Sinais de alerta: O que procurar em um bebê com vômitos
• Excluir infecção • Sempre considerar pressão intracraniana aumentada: fontanela abaulada, percentis ascendentes da circunferência craniana • Ficar alerta à doença artificial ou induzida

Causas

Recém-nascido
- Excesso de alimentação: a ingestão usual é de 150-200 mL/kg/dia
- Refluxo gastroesofágico ± intolerância/alergia a leite de vaca
- Obstrução intestinal: membrana duodenal, atresia do intestino delgado, vólvulo, má rotação, doença de Hirschsprung, ânus imperfurado
- Infecção: gastroenterite, septicemia, infecção no trato urinário, pneumonia, meningite
- Síndrome de abstinência neonatal: abstinência de opiáceo ou anfetamina
- Sangramento ou lesão intracraniana: fontanela abaulada
- Erro inato do metabolismo, p. ex., transtorno no ciclo da ureia, frutosemia
- Hiperplasia congênita de suprarrenal: eletrólitos séricos anormais
- Fístula traqueoesofágica do tipo H: tosse, aspiração recorrente
- Anomalia nas vias aéreas superiores ou otorrinolaringológica: apneia, tosse, asfixia

Bebê mais velho
- Excesso de alimentação: a ingestão usual é de 120-150 mL/kg/dia
- Refluxo gastroesofágico
- Estenose pilórica: gasometria para alcalose, exame com ultrassom, encaminhar para cirurgião para teste com alimento
- Intolerância/alergia à proteína do leite de vaca: ensaio de alimentação hipoalergênica ou restrição materna de leite/soja
- Infecção: gastroenterite, trato urinário, otite média, pneumonia, meningite, septicemia
- Massa intracraniana, sangramento ou lesão na cabeça: considerar CT
- Obstrução intestinal: radiografia abdominal, encaminhar para o cirurgião
- Torção testicular: encaminhamento urgente para o cirurgião

- Intussuscepção: exame com ultrassom, encaminhar para o cirurgião, redução com enema de ar
- Cetoacidose: açúcar no sangue, gasometria para acidose
- Apendicite: febre e dor abdominal, exame com ultrassom, encaminhar para o cirurgião
- Cistinose: hipofosfatemia, vazamento tubular renal

Investigações (veja Algoritmo 3.1)
- Pressão sanguínea
- Tira reagente de urina: cetonas, açúcar
- Açúcar no sangue
- Rastreio séptico, caso esteja com febre ou indisposto
- Gasometria ± rastreio de doença metabólica: amônia no sangue, aminoácidos séricos, ácidos amino e orgânicos na urina
- Bioquímica sérica: U&E, LFT, perfil ósseo
- Radiografia abdominal, se suspeita de obstrução
- Ingestão de bário e fluxo através da flexão duodenojejunal para excluir má rotação

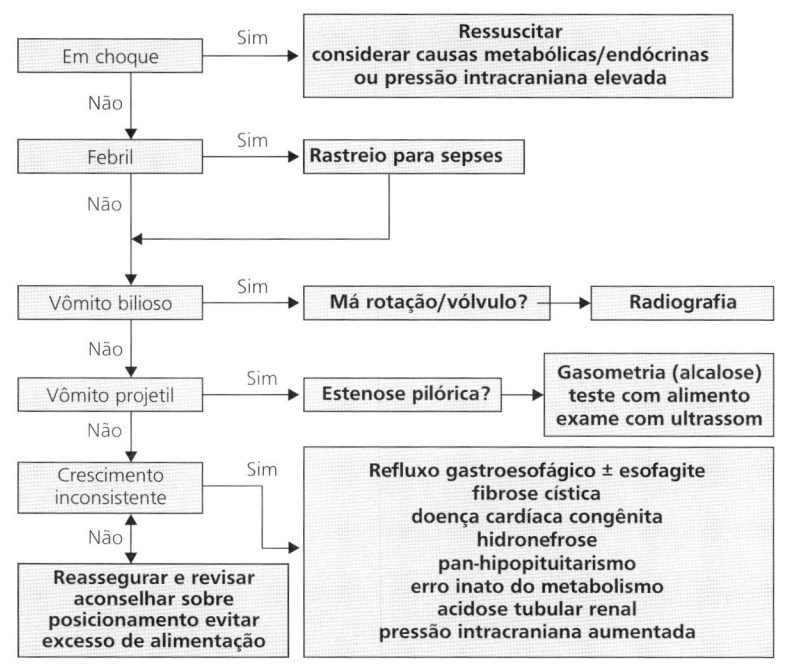

Algoritmo 3.1 Investigação de vômitos em bebês.

> **Informações: Testes para refluxo gastroesofágico**
>
> Eventos de refluxo são comuns em bebês normais e nem sempre são sintomáticos.
>
> Ingestão de bário é útil para má rotação ou hérnia de hiato, mas não para refluxo.
>
> Estudos com sondas do pH esofágico (± impedância) (48-72 horas sem antiácidos) confirmam refluxo de ácido, mas frequentemente não alteram o manejo. Detecção de ácido mais do que 10% do tempo (o índice do refluxo) indica refluxo de ácido severo, que está associado à esofagite. Resultados falso-negativos são comuns, assim como problemas técnicos (sonda mal colocada ou desalojada, diário inadequado de sintomas, episódios de refluxo não ácido). Estudos de impedância fornecem mais informações sobre episódios não ácidos, porém, faltam dados normativos.

Tabela 3.1 Doses para antiácidos em refluxo gastroesofágico

	Recém-nascido	Bebê	1-12 anos	Mais de 12 anos
Ranitidina	2 mg/kg tds	1-3 mg/kg tds	2-4 mg/kg (máx. 150 mg) bd	150 mg bd
Omeprazol	700 µg/kg od, pode aumentar para 2,8 mg/kg od	700 µg/kg od, pode aumentar para 3 mg/kg (máx. 20 mg) od	10-20 mg od	20-40 mg od
Lansoprazol	–	–	0,5-1 mg/kg (máx. 15 mg) od	15-30 mg od

Tratamento do refluxo gastroesofágico

Medicação

- Espessante, p. ex., Carobel, Gaviscon bebê
- Antiácidos: úteis em esofagite (Tabela 3.1)
- Infecções do trato respiratório inferior e gastroenterite são mais comuns em bebês que recebem inibidores da bomba de prótons, p. ex., omeprazol
- Procinéticos, p. ex., domperidona, eritromicina, metoclopramida: frequentemente ineficazes e associados a eventos adversos, embora possam ser úteis em casos difíceis

Outros profissionais de saúde
- Espessante alimento ou fórmula espessante
- Fórmula extensamente hidrolisada ou fórmula de aminoácidos (veja Capítulo 12)

Educação do paciente
- Volume e frequência da alimentação: alimentação > 150 mL/kg/dia é provável de piorar os sintomas de refluxo; alimentação menor mais frequente pode melhorar os sintomas
- Posicionamento:
  - Embora as posições prona e lateral esquerda sejam benéficas na redução do refluxo em crianças com menos de 6 meses de idade comparadas às posições supina e lateral direita, estas posições estão associadas a um risco aumentado de síndrome de morte súbita infantil
  - A elevação da cabeceira do berço não reduz o refluxo para bebês na posição supina
  - Uma posição ereta para alimentação e 20-30 minutos depois da alimentação podem-se reduzir os sintomas

Cirurgia
A fundoplicatura é indicada, quando os sintomas são severos ou ameaçam a vida. Esta é uma operação muito eficaz com baixa taxa de insucesso, mas pode ter efeitos colaterais significativos, incluindo indução de vômito e síndrome de *dumping*.

Bebê com disfunção neuromotora
Veja Capítulo 41.

Resultados
- Mesmo o refluxo mais severo é mais frequentemente autolimitado e se resolve quando o bebê é desmamado e desenvolve uma postura mais ereta
- Os riscos para desenvolvimento de esôfago de Barrett (metaplasia) e carcinoma esofágico não estão definidos
- Alergia ao leite de vaca (frequentemente associada à alergia à soja): 85% se resolvem aos 2 anos de idade

---

Sinais de alerta: Quando se preocupar com os vômitos ▶

- Hematêmese: sugere esofagite erosiva severa
- Vômito bilioso: vólvulo, sepse
- Crescimento inconsistente: investigar para outras condições subjacentes ou problemas na alimentação

Leitura adicional

Huang RC, Forbes D, Davies MW. Feed thickener for newborn infants with gastrooesophageal reflux. *Cochrane Database Syst Rev* 2002;Issue 3:CD003211

Vandenplas Y, Rudolph CD, Di Lorenzo C, *et al*. Pediatric gastroesophageal reflux clinical practice guidelines: joint recommendations of the North American Society for Pediatric Gastroenterology, Hepatology, and Nutrition (NASPGHAN) and the European Society for Pediatric Gastroenterology, Hepatology, and Nutrition (ESPGHAN). *J Pediatr Gastroenterol Nutr* 2009;49:498-547

Links importantes na *web*

http://www.naspghan.org/user-assets/Documents/pdf/Position Papers/FINAL%20-%20JPGN%20GERD%20 guideline.pdf

http://onlinelibrary.wiley.com/doi/10.1002/14651858.CD003211/full

Criança com vômitos

CAPÍTULO 4

Características importantes da história
- Vômito bilioso é sempre patológico: considerar obstrução intestinal, má rotação ou vólvulo
- Sintomas neurológicos associados podem alertar para causas intracranianas
- Vômito matinal sem náusea é característico de tumor cerebral
- Vômito episódico com letargia sugere síndrome do vômito cíclico, geralmente com cetose

Diagnóstico diferencial
- Sempre considerar pressão intracraniana elevada
- Infecção: gastroenterite, infecção no trato urinário, infecção no trato respiratório superior, otite média, pneumonia, meningite, septicemia
- Intoxicação ou induzido por droga: álcool, paracetamol, não esteroides, digoxina, ferro, antibióticos, teofilina, antiepilépticos
- Refluxo gastroesofágico ± esofagite
- Regurgitação funcional
- Enxaqueca abdominal: veja Capítulo 2, Informações: Enxaqueca abdominal
- Alergia alimentar: formigamento associado aos lábios/língua e/ou edema
- Síndrome do vômito cíclico: episódica e severa
- Impactação fecal
- Esofagite eosinofílica: frequentemente associada à disfagia, impactação alimentar, atopia
- Doença de Crohn: veja Capítulo 10
- Apendicite: podem-se apresentar formas subaguda e/ou com massa
- Pancreatite: dor abdominal, pode ocorrer após traumatismo abdominal fechado
- Vólvulo: dor abdominal, vômito bilioso, choque

- Acalasia: vômito de alimento não digerido, disfagia
- Cetoacidose
- Trauma craniano, tumor cerebral, sangramento intracraniano ou trombose do seio venoso
- Hipertensão
- Transtorno alimentar: anorexia ou bulimia associadas à distorção da imagem corporal
- Estado de ansiedade, p. ex., *bullying*, abuso infantil
- Doença factícia ou induzida

Investigações
- Pressão arterial
- Tira reagente de urina: cetonas, açúcar
- Açúcar no sangue
- Rastreio séptico, se febril ou indisposto
- Gasometria ± rastreio de doença metabólica: amônia no sangue, aminoácidos séricos, ácidos amino e orgânicos na urina
- Bioquímica sérica: ureia e eletrólitos, teste de função hepática, perfil ósseo
- Amilase: cuidado com falso-positivo após vômitos repetidos (caxumba)
- Radiografia abdominal: se vômito bilioso, para evidência de obstrução ou vólvulo
- Ultrassonografia abdominal: examinar árvore biliar, pâncreas e trato renal
- Ingestão de bário: para excluir má rotação

Manejo do vômito cíclico
- Reidratação intravenosa: frequentemente necessária, se os sintomas não puderem ser resolvidos rapidamente
- Drogas: uso precoce de antieméticos orais, p. ex., ondansetron

Sinais de alerta: Quando encaminhar para avaliação com especialista ▶		
Sintoma/achado	Possível causa	Encaminhamento
Hematêmese	Sangramento por varizes ou outro sangramento GI superior	Centro especializado
Vômito bilioso	Vólvulo, obstrução	Cirurgião
Distensão/sensibilidade abdominal	Peritonite	Cirurgião
Massa	Veja Capítulo 13	Cirurgião ± oncologia
Alteração do nível de consciência	Pressão intracraniana elevada	Neurologia
Papiledema		Neurocirurgião ± oncologia
Estrabismo recente		
Cefaleia matinal		
Imagem corporal distorcida	Transtorno da alimentação	Psiquiatra
Lanugem		
Bradicardia		

Leitura adicional

Vandenplas Y, Rudolph CD, Di Lorenzo C, et al. Pediatric gastroesophageal reflux clinical practice guidelines: joint recommendations of the North American Society for Pediatric Gastroenterology, Hepatology, and Nutrition (NASPGHAN) and the European Society for Pediatric Gastroenterology, Hepatology, and Nutrition (ESPGHAN). *J Pediatr Gastroenterol Nutr* 2009;49:498-547

Links importantes na *web*

http://www.naspghan.org/user-assets/Documents/pdf/PositionPapers/ guideline.pdf
Family support and information for infantile reflux: http://www.livingwithreflux.org

Dificuldade de deglutição

CAPÍTULO 5

A disfagia refere-se à dificuldade de deglutição, seja nas fases iniciais na cavidade orofaríngea ou na fase esofágica. Ambas resultam em dificuldades na alimentação em bebês.

Causas
- Distúrbios orais/faríngeos, p. ex., fenda palatal, língua presa (comum, mas raramente a causa)
- Causas neurológicas, p. ex., paralisia pseudobulbar
- Doença do refluxo gastroesofágico ± esofagite: lactente e criança
- Esofagite eosinofílica: lactente e criança (15-30% dos casos com disfagia)
- Fístula traqueoesofágica: lactente com tosse
- Acalasia: vômito de alimento não digerido
- Doença de Crohn: anorexia, envolvimento oral ou esofágico
- Corpo estranho, incluindo sonda nasogástrica
- Trauma esofágico: queimadura (p. ex., calor, corrosivo, cáustico, radiação)
- Anéis de Schatzki (anéis esofágicos inferiores): ingestão de bário, endoscopia
- Membrana esofágica
- Anel vascular
- Massa mediastinal: radiografia do tórax e/ou CT
- Drogas, p. ex., doxorrubicina, NSAIDs, antibióticos (p. ex., clindamicina, doxiciclina)
- Epidemólise bolhosa
- Anorexia nervosa
- Candidíase esofágica (Figura 5.1)

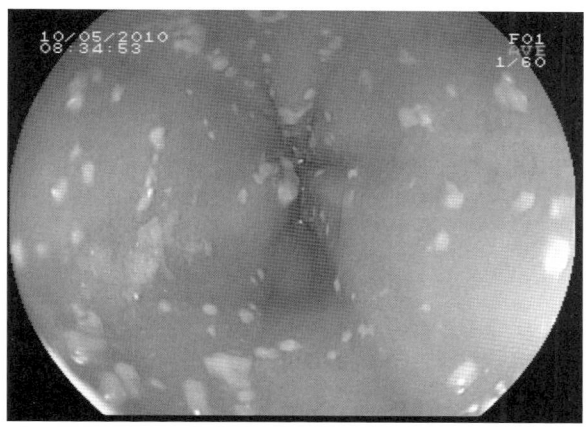

Figura 5.1 Aparência endoscópica de pápulas brancas em candidíase esofágica. (Ver *Prancha* em *Cores*.)

- Infecção viral, p. ex., herpes, CMV
- Doença de Chagas, megaesôfago

Investigações (Algoritmo 5.1)
- Videofluoroscopia
- Microlaringoscopia, se suspeitar de problemas nas vias aéreas superiores
- Radiografia com bário: para estenose, compressão, fístula traqueoesofágica do tipo H ou acalasia
- Manometria esofágica
- Gastroesofagoscopia flexível, com biópsias (múltiplos níveis esofágicos)

Manejo

Ingestão de corpos estranhos
- Baterias alojadas no esôfago causam queimadura cáustica e perfuração em poucas horas, especialmente com níquel/cádmio, e devem ser removidas com urgência através de endoscopia. As baterias que permanecem no estômago requerem remoção
- A maioria dos outros objetos, mesmo que afiados, passa pelo intestino sem prejuízos. A remoção pode causar trauma esofágico
- Ocasionalmente, um corpo estranho é impactado no ligamento da válvula de Trietz ou ileocecal e causa obstrução

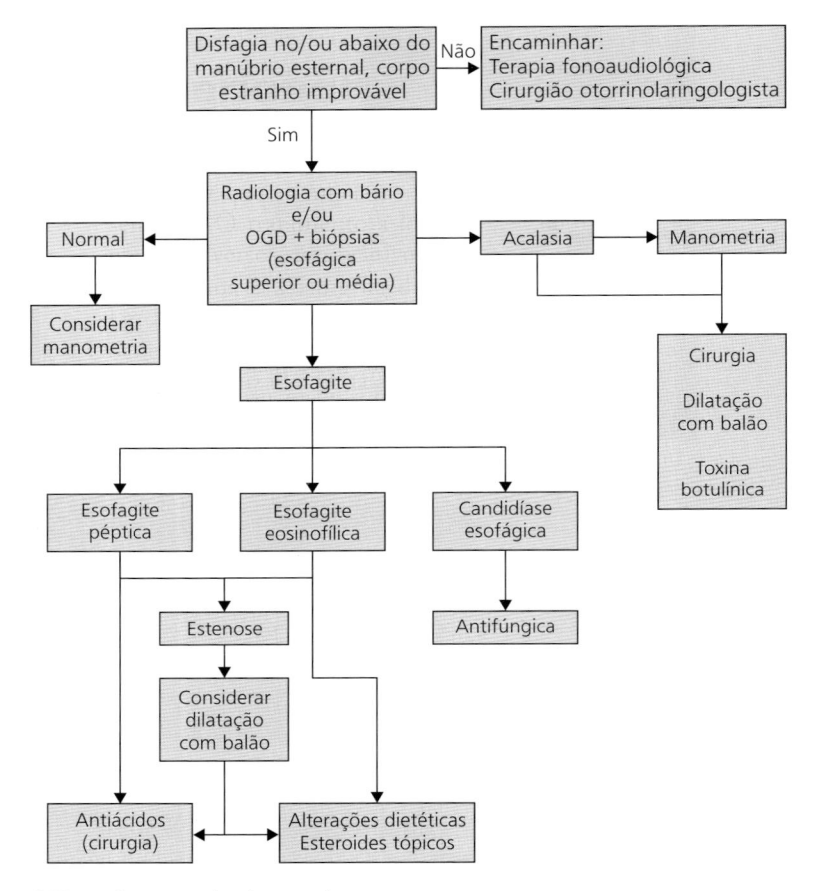

```
┌─────────────────────────────┐  Não  ┌─────────────────────────────────┐
│ Disfagia no/ou abaixo do    │──────▶│ Encaminhar:                     │
│ manúbrio esternal, corpo    │       │ Terapia fonoaudiológica         │
│ estranho improvável         │       │ Cirurgião otorrinolaringologista│
└─────────────────────────────┘       └─────────────────────────────────┘
              │ Sim
              ▼
         ┌──────────────────────┐
         │ Radiologia com bário │
┌────────┤ e/ou                 ├──────▶ Acalasia ──▶ Manometria
│ Normal │ OGD + biópsias       │
└────────┘ (esofágica           │                        │
    │     superior ou média)   │                        ▼
    ▼     └──────────────────────┘              ┌──────────────┐
┌──────────┐         │                          │ Cirurgia     │
│Considerar│         ▼                          │              │
│manometria│    ┌──────────┐                    │ Dilatação    │
└──────────┘    │ Esofagite│                    │ com balão    │
                └──────────┘                    │              │
                     │                          │ Toxina       │
    ┌────────────────┼──────────────┐           │ botulínica   │
    ▼                ▼              ▼           └──────────────┘
┌─────────┐    ┌──────────┐   ┌──────────┐
│Esofagite│    │Esofagite │   │Candidíase│
│péptica  │    │eosinofílica│ │esofágica │
└─────────┘    └──────────┘   └──────────┘
                     │              │
                     ▼              ▼
                ┌─────────┐   ┌──────────┐
                │Estenose │   │Antifúngica│
                └─────────┘   └──────────┘
                     │
                     ▼
                ┌──────────┐
                │Considerar│
                │dilatação │
                │com balão │
                └──────────┘

┌─────────┐    ┌──────────────────┐
│Antiácidos│◀──│Alterações dietéticas│
│(cirurgia)│   │Esteroides tópicos │
└─────────┘    └──────────────────┘
```

OGD, esofagogastroduodenoscopia.
Algoritmo 5.1 Avaliação e manejo de dificuldades de deglutição.

- Muito raramente, um corpo estranho impactado alojado no esôfago corrói outras estruturas mediastinais. Se suspeita, será necessário encaminhamento cirúrgico

Transtorno alimentar do bebê

Problemas comportamentais de alimentação são comuns, e frequentemente não estão associados a um transtorno subjacente, médico ou global, do desenvolvimento, mas são mais comuns em crianças com outras patologias, p. ex., paralisia cerebral, refluxo gastroesofágico, doença cardiorrespiratória ou problemas nas vias aéreas.

É recomendado o envolvimento precoce de um Especialista em fonoaudiologia e/ou psicólogo da alimentação para intervenções comportamentais. Encorajar ambiente para alimentação com baixo estresse

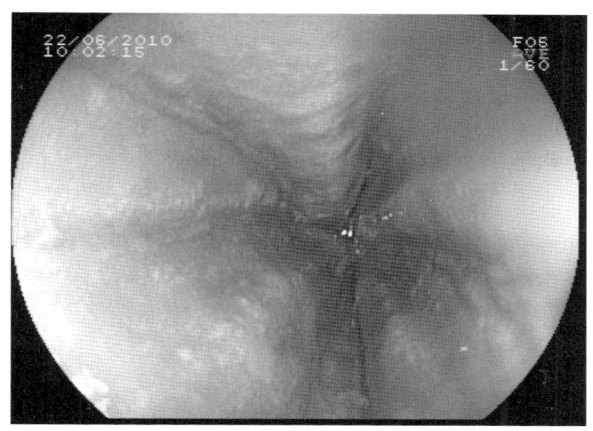

Figura 5.2 Esofagite eosinofílica com sulcos lineares. (Ver *Prancha* em *Cores*.)

e brincadeiras com materiais sensoriais. Uma criança normal em outros aspectos pode progredir com uma dieta surpreendentemente restrita.

Esofagite eosinofílica (EE)

A incidência de EE é de 0,7 em 100.000 nos Estados Unidos. A maioria das crianças tem sintomas sugestivos de doença de refluxo gastroesofágico (50-80%) ou impactação alimentar (20-50%). A aparência endoscópica típica é de placas brancas, esôfago em anel (traquealizado), sulcos lineares ou um esôfago estreito (Figura 5.2). Ocorrem estenoses. Como a EE pode estar presente na endoscopia normal, biópsias de rotina são essenciais, com > 15 eosinófilos /campo de alta potência e/ou microabscessos eosinofílicos. A terapia antirrefluxo é com frequência ineficaz.

Dietas de eliminação guiadas por testes para alergia ou a exclusão completa de alergênicos alimentares são eficazes em 90% dos casos. Usar uma dieta elementar por 6-8 semanas, seguida pela reintrodução alimentar gradual. É comum a reincidência, e poderá ser necessária uma repetição.

Corticosteroides são efetivos, mas são comuns os efeitos colaterais e reincidência. A terapia tópica é com fluticasona oral com um *spray* dosimetrado ou preparado com budesonida viscosa. Azatioprina e outros imunossupressores foram usados em doença dependente de esteroides.

As estenoses devem ser dilatadas com balão. Rupturas esofágicas são comuns, embora raramente associadas à perfuração. A recorrência é usual.

Acalasia

A acalasia é caracterizada por tônus muscular não relaxado no esfíncter gastroesofágico e dismotilidade esofágica. A incidência é de 0,2:100.000 nas crianças do Reino Unido. A causa é desconhecida.

Foram usados bloqueadores dos canais de cálcio, mas geralmente são ineficazes.

Dilatação com balão e injeção de toxina botulínica proporcionam alívio temporário.

Miotomia de Heller aberta ou laparoscópica tem bons resultados a longo prazo e, frequentemente, é combinada com cirurgia antirrefluxo.

Leitura adicional

Liacouras CA, Furuta GT, Hirano I, *et al.* Eosinophilic esophagitis: updated consensus recommendations for children and adults. *J Allergy Clin Immunol* 2011;128:3-20.e6; quiz 21-22

Marlais M, Fishman JR, Fell JM, Haddad MJ, Rawat DJ. UK incidence of achalasia: an 11-year national epidemiological study. *Arch Dis Child.* 2011;96(2):192-194

Prasad GA, Alexander JA, Schleck CD, *et al.* Epidemiology of eosinophilic esophagitis over three decades in Olmsted County, Minnesota. *Clin Gastroenterol Hepatol* 2009;7(10):1055-1061SSAT Patient Care Guideline: Esophageal achalasia. *J Gastrointest Surg* 2007;11:1210-1212

Links importantes na *web*

http://www.fabed.co.uk (eosinophilic oesophagitis)

http://www.sts.org/patient-information/esophageal-surgery/achalasia-and-esophageal-motility-disorders (achalasia)

Distensão abdominal

CAPÍTULO 6

O bebê tem um abdome protuberante, com intestino gasoso e baixo tônus muscular na parede abdominal. Após, aproximadamente, os 5 anos de idade, o abdome deve aparecer plano, quando a criança está supina. Distensão pode ser um sintoma associado a diversas patologias subjacentes ou secundárias a uma massa (veja Capítulos 13, 20 e 26).

Características importantes da história
- Início: congênito, repentino ou gradual, trauma recente
- Persistente ou intermitente: pior à noite?
- Vômito: bilioso?
- Hábitos intestinais: frequência e caráter
- Sangue nas fezes?
- Esteatorreia
- Crescimento
- História médica pregressa: prematuridade, icterícia ou doença hepática, infecção, doença de Crohn
- História familiar: doença de Hirschsprung, má rotação, doença celíaca, síndrome do intestino irritável

---

Sinais de alerta: Distensão abdominal ▶

- Distensão pode ser um sinal precoce de enterocolite necrosante em bebês prematuros
- O encaminhamento precoce a um centro cirúrgico especializado é frequentemente necessário
- Episódios repetidos sem causa cirúrgica sugerem pseudo-obstrução intestinal crônica

Diagnóstico diferencial
- Com massa: veja Capítulo 13:
  - Constipação com impactação
  - Malignidade: intra ou retroperitoneal
  - Massa inflamatória, p. ex., apendicite, doença de Crohn, diverticulite de Meckel
  - Obstrução renal/bexiga
  - Cisto de colédoco
  - Cisto de duplicação
- Com organomegalia: veja Capítulos 20 e 26
- Aerofagia, frequentemente menos pronunciada ao despertar pela manhã
- Bezoar
- Constipação: fecaloma frequentemente presente
- Dismotilidade: episódios severos repetidos sugerem pseudo-obstrução intestinal crônica
- Má absorção ± enteropatia: veja Capítulos 9, 10 e 12
- Crescimento bacteriano excessivo: considerar má absorção ou dismotilidade subjacente
- Estenose com obstrução parcial
- Cisto de duplicação: estômago/duodeno/intestino delgado/cólon
- Ascite e doença/tumores hepáticos: veja Capítulos 20 e 26
- Enterocolite necrosante
- Pseudocisto pancreático
- Tumor ovariano/pélvico
- Hidro ou hematocolpo
- Gravidez/gravidez ectópica

Investigações
- Ultrassonografia abdominal: órgãos, massa, ascite
- Radiografia simples: se suspeita de obstrução ou perfuração
- CT para massa ou após trauma, p. ex., hemorragia ou pseudocisto pancreático
- Radiologia com bário ou enterografia com ressonância magnética, se estenose ou suspeita de doença intestinal inflamatória
- Biópsia retal de espessura total: se suspeita de doença de Hirschsprung
- Gonadotrofina coriônica humana fração beta (β-hCG) na urina ou sérica: se suspeita de gravidez

Manejo do crescimento bacteriano excessivo
(veja Capítulo 46)

Se assintomático, não é necessário tratamento. Se associado à má absorção ou acidose D-láctica, tratar com antibióticos. Antibióticos orais não absorvidos são frequentemente usados em crianças com síndrome do intestino curto, p. ex., gentamicina, neomicina, colomicina.

Link importante na *web*

The International Foundation for Functional Gastrointestinal Disorders:
http://www.iffgd.org/

Lactente com diarreia aguda

CAPÍTULO 7

A diarreia comumente é causada por gastroenterite infecciosa. Ela é um sintoma não específico em bebês e crianças maiores, requerendo alto índice de suspeição para outras doenças, especialmente septicemia e meningite.

Os bebês nas nações em desenvolvimento podem ter repetidos episódios de diarreia infecciosa e um estado secundário de má absorção, deixando-os mais vulneráveis à desnutrição e outras infecções.

A diarreia aguda não infecciosa pode representar o efeito da exposição a um alergênico ou má absorção de açúcar (veja Capítulos 10 e 12).

Sinais de alerta: Risco de diarreia aguda em bebês ▶
Os bebês são suscetíveis à desidratação, com uma área de superfície corporal relativamente alta para a massa, perdas insensíveis aumentadas e fraca capacidade de concentração urinária.

Causas
- Infecções (lembre-se de doenças endêmicas após o retorno de uma viagem ao exterior):
    - Vírus: rotavírus, norovírus, adenovírus tipo 40/41, calicivírus, astrovírus
    - Bactérias: *Camplylobacter, Escherichia coli, Salmonella, Shigella*, cólera
    - Uma vez que 50% dos recém-nascidos e bebês pequenos sejam colonizados com *Clostridium difficile*, a doença sintomática é improvável em crianças com menos de 12 meses
    - Parasitas: *Cryptosporidium, Giardia, Entamoeba*

- Drogas: laxativos
- Aditivos alimentares, p. ex., sorbitol em medicações
- Alergia a alimentos ou intolerância à proteína do leite de vaca
- Síndrome de abstinência neonatal, p. ex., abstinência de opiáceo ou anfetamina

> **Sinais de alerta: Quando considerar outros diagnósticos além de gastroenterite** ▶
>
> **Não gastroenterite se:**
> - Febre > 38° (< 3 meses), > 39° (> 3 meses)
> - Fontanela abaulada, rigidez de nuca, nível de consciência alterado
> - Exantema que não desaparece à compressão
> - Vômito bilioso
> - Distensão abdominal, com sensibilidade dolorosa
>
> **Preocupar-se com:**
> - Episódios repetidos: considerar imunodeficiência ou outra enteropatia
> - Distensão abdominal: veja o Capítulo 6
> - Diarreia persistindo por > 2 semanas, encaminhar para centro especializado

Tratamento

Manejo hídrico

- Se choque, hidratação IV pode ser necessária (veja Capítulo 8)
- Iniciar com 57 mL/kg de solução de reidratação oral (ORS) depois de cada episódio de fezes aquosas em grande quantidade (especialmente em bebês < 6 meses ou com baixo peso ao nascimento)
- Se a desidratação reincidir, iniciar ORS novamente

A alimentação precoce reduz a duração da diarreia e melhora os resultados nutricionais. Os bebês que mamam no peito devem continuar a amamentação apesar da sua fase de reidratação, e bebês alimentados com fórmula retornam ao leite com força total, assim que a reidratação estiver concluída, isto é, dentro de poucas horas. A dieta normal deve ser reintroduzida depois que a reidratação estiver concluída.

Não existem evidências para avaliar a alimentação com leite diluído em uma criança normal com gastroenterite aguda.

O rotavírus causa intolerância à lactose transitória. Se houver diarreia recorrente na reintrodução do leite, ministrar uma dieta sem lactose por curto período de tempo (frequentemente < 6 semanas).

Medicação

- Agentes antidiarreicos não são necessários
- Antieméticos podem ser usados como um adjunto à terapia de reidratação oral, p. ex., ondansetron

- Antibióticos são indicados para enterite com *Salmonella* em bebês com menos de 6 meses e os desnutridos ou imunocomprometidos
- Buscar aconselhamento de um especialista em microbiologia antes de prescrever antibióticos em bebês que foram ao exterior recentemente

Prevenção

A amamentação reduz a incidência de doença diarreica tanto nos países em desenvolvimento quanto nos desenvolvidos.

Higiene e boas práticas na preparação dos alimentos são essenciais para a redução da infecção. As crianças não devem ir à creche por, pelo menos, 48 horas após o último episódio de diarreia infecciosa ou vômitos. As toalhas não devem ser compartilhadas.

As vacinas contra o rotavírus reduzem as taxas de doença severa e hospitalização.

Leitura Adicional

Guarino A, Albano F, Ashkenazi S, *et al.* ESPGHAN/ESPID evidence-based guidelines for the management of acute gastroenteritis in children in Europe. *J Pediatr Gastroenterol Nutr* 2008;46:619-621

Madhi SA, Cunliffe NA, Steele D, Witte D, Kirsten M, Louw C. Effect of human rotavirus vaccine on severe diarrhea in African infants. *N Engl J Med* 2010;362:289-298

Link importante na *web*

NICE Clinical Guideline: Diarrhoea and vomiting caused by gastroenteritis in children under 5 http://www.nice.org.uk/cg84

Criança com diarreia aguda

CAPÍTULO 8

A diarreia aguda é comum em crianças com menos de 5 anos. Ela é transitória e causada por gastroenterite viral e o tratamento é de suporte. A morbidade é pior em bebês (veja Capítulo 7), naqueles com desnutrição ou outras patologias, como doença renal ou síndrome do intestino curto. A mortalidade é alta em crianças com menos de 5 anos em nações em desenvolvimento, com uma alta prevalência de desnutrição e acesso inadequado à água potável, causando quase 2 milhões de mortes por ano, o que representa quase uma em cinco de todas as mortes nesta faixa etária. A solução de reidratação oral (ORS) reduziu a mortalidade em quase 50% desde a década de 1970. A formulação da ORS no Reino Unido contém menos sódio (veja Informações: Conteúdo de sal na solução de reidratação oral), pois a deficiência de sódio é menos comum.

Características importantes da história
- Duração
- Vômitos
- Frequência e aspecto das fezes: sangue presente?
- Ingestão de líquidos e dieta
- Viagem
- Contato com doença
- Exposição a animais, p. ex., minizoológico ou fazendas infantis
- Perda de peso: procurar o peso recente no Registro de Saúde da Criança
- Débito urinário: *cuidado* – fezes aquosas podem ser confundidas com urina
- Drogas: antibióticos, procinéticos, imunossupressores
- História pregressa: um amplo leque de comorbidades aumenta a gravidade da doença ou afeta a capacidade de responder à reidratação

Quadro clínico
- Diarreia infecciosa frequentemente dura 5-7 dias e se resolve em 2 semanas
- Vômitos estão comumente associados e duram 2-3 semanas

Causas
- Vírus: rotavírus, norovírus, adenovírus tipo 40/41, calcivírus, astrovírus
- Bactérias: *Camplybacter*, *Escherichia coli*, *Salmonella*, *Clostridium difficile* (especialmente após antibiótico), *Shigella*, cólera
- Parasitas: *Cryptosporidium*, *Giardia*, *Entamoeba*
- Drogas: antiácidos, cálcio oral e sais de fosfato, metilxantinas
- Aditivos alimentares: sorbitol, cafeína, glutamato monossódico
- Alergia ou intolerância alimentar

Avaliação
- A avaliação clínica da desidratação é difícil e, frequentemente, imprecisa
- Se estiver disponível um registro recente do peso pré-doença, o déficit de líquido pode ser estimado a partir da perda de peso
- Os sintomas de sinais de alerta indicam uma criança em risco de progressão para choque (veja Informações: Sinais de desidratação)
- Se choque estiver presente, considerar desidratação severa e septicemia
- A maioria das crianças não precisa de exames séricos ou de urina, pois é improvável que sejam úteis na determinação do grau de desidratação
- Algumas crianças com peritonismo ou meningite apresentam diarreia (e/ou vômitos), mas, frequentemente, existem outras características clínicas para alertar o clínico para o diagnóstico

Informações: Comparação das características clínicas na desidratação leve/moderada e choque hipovolêmico na desidratação severa

Avaliar a desidratação com precisão à beira do leito é difícil, mas os sinais clínicos de choque alertam para doença grave. Exames frequentes são necessários para prever deterioração.

	Desidratação	Choque
Sintomas	Irritabilidade/letargia	Nível de consciência reduzido
Sinais	Cor da pele inalterada	Pele pálida ou moteada
	Extremidades quentes	Extremidades frias
	Pulsação periférica normal	Pulsação periférica fraca
Observações	Perfusão de retorno capilar normal	Retorno capilar retardado (> 2 s)
	Pressão arterial normal	Pressão arterial baixa (sinal pré-mórbido)

Manejo hídrico

- Encorajar a ingestão oral de líquidos, evitar sucos de frutas e bebidas carbonatadas (alta osmolalidade e baixo sódio)
- Oferecer ORS como líquido suplementar para aqueles em risco de desidratação
- Em desidratação sem choque, dar 50 mL/kg de ORS durante 4 horas
- Hidratação IV: se não houver melhora, vômito de ORS ou sonda nasogástrica
- As diretrizes da prática clínica variam para reidratação IV com líquidos: é mais recomendada uma solução isotônica, p. ex., 0,9% de solução salina ou de Hartmann, com um volume de manutenção, mais um adicional de 50-100 mL/kg/dia, dependendo da severidade da diminuição dos líquidos
- Glicose pode ser necessária em uma criança pequena ou após inanição prolongada, p. ex., 5% de dextrose em solução salina a 0,9%

Os riscos da reidratação IV incluem hiponatremia (levando a convulsões), aumento na pressão intracraniana e (raramente) morte. Garantir a oferta suficiente de eletrólitos nos fluidos de reidratação IV. Monitorar o estado clínico e eletrólitos plasmáticos basais e durante a terapia.

Na desidratação hipernatrêmica, a correção do equilíbrio hidreletrolítico deve ocorrer por 24-48 horas. Os fluidos orais, p. ex., ORS, devem ser continuados durante a reidratação IV e devem ser incluídos na avaliação do equilíbrio hídrico. Se tolerado, interromper a hidratação IV e continuar a reidratação oral.

Introduzir leite e dieta normal após a reidratação, mas evitar sucos de frutas e bebidas carbonatadas até que a diarreia se resolva. As crianças com patologias associadas podem precisar retornar gradualmente para uma dieta normal para evitar reincidência.

Medicação

- Agentes antidiarreicos não são necessários
- Antibióticos não são rotineiramente necessários, exceto em crianças com septicemia suspeita ou confirmada, imunodeficiência, giardíase ou disenteria bacteriana. Antibióticos podem prolongar o estado do portador em infecção por *Salmonella* e aumentar o risco de síndrome hemolítico-urêmica em infecção por *E. coli*
- Ondansetron, um antagonista do receptor 5-HT_3, reduz os vômitos em crianças com gastroenterite, levando à menor falha na reidratação oral e, assim, reduzindo a necessidade de hidratação IV e hospitalização

Outras terapias

- Probióticos reduzem a duração da diarreia, com eficácia para *Lactobacillus casei* GG em infecções por rotavírus
- A suplementação com zinco reduz a duração da diarreia e a incidência de diarreia prolongada (mais de 7 dias) em crianças desnutridas com gastroenterite aguda

Informações: Conteúdo de sal na solução de reidratação oral (mmol/L)		
	Fórmula do Reino Unido	Fórmula da WHO
Sódio	60	75
Potássio	20	20
Cloreto	60	65
Citrato	10	10
Glicose	90	75

Leitura adicional
Allen SJ, Martinez EG, Gregorio GV, Dans LF. Probiotics for treating acute infectious diarrhoea. *Cochrane Database Syst Rev* 2010;Issue 11:CD003048

Freedman SB, Adler M, Seshadri R, Powell EC. Oral ondansetron for gastroenteritis in a pediatric emergency department. *N Engl J Med* 2006;354:1698-1705

Hartling L, Bellemare S, Wiebe N, Russell KF, Klassen TP, Craig WR. Oral versus intravenous rehydration for treating dehydration due to gastroenteritis in children. *Cochrane Database Syst Rev* 2006;Issue 3:CD004390

Patro B, Golicki D, Szajewska H. Meta-analysis: zinc supplementation for acute gastroenteritis in children. *Aliment Pharmacol Ther* 2008;28:713-723

Link importante na *web*
NICE Clinical Guideline: Diarrhoea and vomiting caused by gastroenteritis in children under 5 http://www.nice.org.uk/cg84

Bebê com diarreia crônica

CAPÍTULO 9

A diarreia crônica em um lactente é definida como aquela que persiste por mais de 2 semanas. Muitos lactentes com má absorção, infecção ou doença sistêmica subjacente possuem problemas de crescimento. A alergia alimentar é diagnosticada e tratada excessivamente.

Características importantes da história
- Início: início imediato ao nascimento? no desmame? após a primeira exposição a alimentos específicos?
- Volume e aparência das fezes: sangue nas fezes sugere colite
- História nutricional: fórmulas prévias com leite, momento e detalhes do desmame
- História familiar e consanguinidade
- Polidrâmnio: sugere doença de inclusão microvilositária ou defeito no transporte de sódio/cloreto
- História neonatal, p. ex., prematuridade e enterocolite necrosante
- História médica e exposição a drogas, p. ex., tirotoxicose congênita
- História cirúrgica: comprimento do intestino, válvula ileocecal intacta, cólon total, gastrostomia
- Gráfico de crescimento
- História de viagem: exposição à infecção
- Exantemas: irritação perianal, eczema (associadas a síndromes de imunodeficiência)

> **Informações:** A definição do tipo de diarreia ajuda a direcionar a avaliação dos casos
>
> - Diarreia osmótica:
>   - Se interromper após jejum de 24 horas
>   - pH das fezes frequentemente < 5 (ácido de açúcares fermentados por má absorção)
>   - Baixo teor de sódio nas fezes (< 70 mmol/L)
>   - Alta osmolalidade (frequentemente > 400)
> - Diarreia secretora
> - Continua apesar do jejum
>   - pH das fezes no jejum frequentemente > 6
>   - Alto teor de sódio nas fezes (> 70 mmol/L)
>   - Alta osmolalidade (frequentemente 280-320 mOsmol/L)
> - Gap osmolar: osmolalidade medida menos osmolalidade calculada ([Na] + [K]) × 2
> - Enteropatia com perda de proteína: esteatorreia, hipoalbuminemia, níveis elevados de alfa 1-antitripsina nas fezes, linfopenia e hipogamaglobulinemia

Diagnóstico diferencial (veja Algoritmo 9.1)

- Comum:
  - Não específica (diarreia funcional), p. ex., diarreia no bebê de 1 a 3 anos
  - Deficiência de lactase pós-infecciosa (transitória)
  - Intolerância à proteína do leite de vaca/soja
  - Doença celíaca (veja Capítulo 12)
  - Fibrose cística
  - Síndrome do intestino curto
  - Transtorno da motilidade, p. ex., após reparo de gastrosquise
  - Infecciosa, p. ex., *Cryptosporidium*, *Giardia*, *Entamoeba*
  - Após quimioterapia ou radioterapia
  - Doença do enxerto *versus* hospedeiro
  - Efeitos colaterais de drogas
- Raro:
  - Imunodeficiência primária ou adquirida: infecção recorrente, erupções cutâneas
  - Deficiência de sucrase-isomaltase: início de diarreia aquosa no desmame
  - Doença inflamatória do intestino com início no lactente, p. ex., deficiência no receptor de interleucina (IL)-10
  - Tumores secretórios, p. ex., VIPoma: massa abdominal, perfil hormonal do intestino anormal
  - Linfagiectasia: alfa 1-antitripsina aumentada nas fezes
  - Insuficiência pancreática, p. ex., síndrome de Schwachmann (neutropenia e anormalidades esqueléticas)

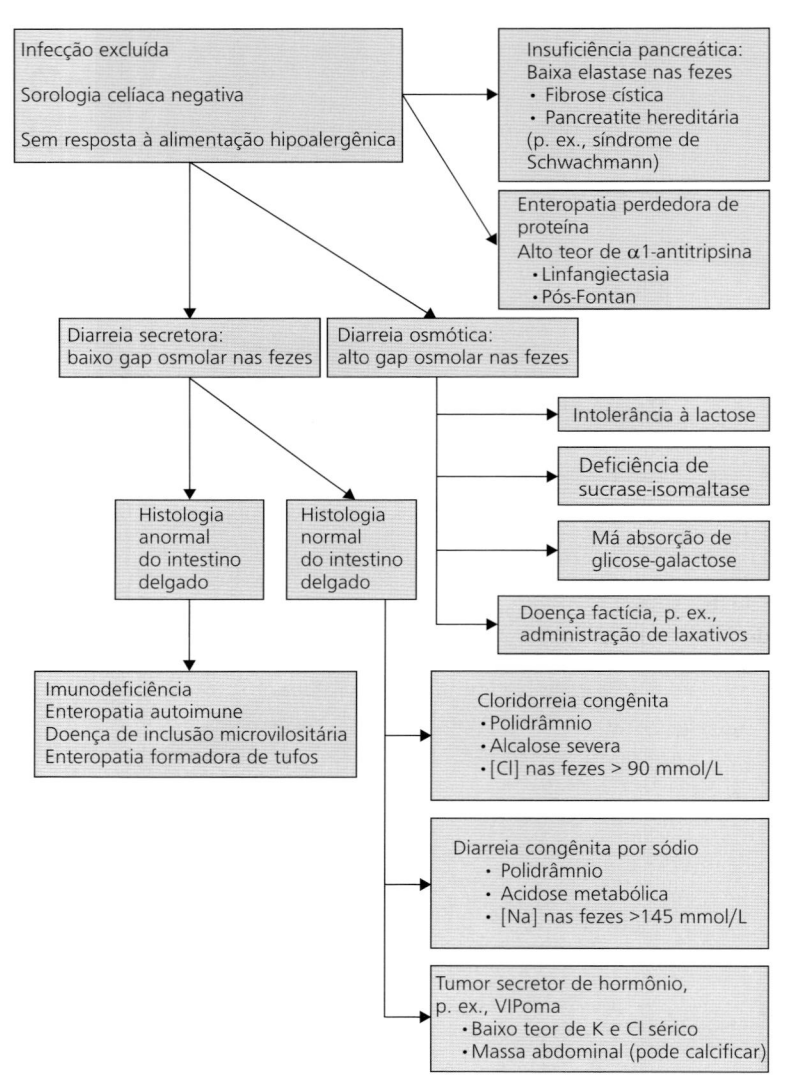

Gastroenterologia

```
┌─────────────────────────────────┐         ┌─────────────────────────────┐
│ Infecção excluída               │         │ Insuficiência pancreática:  │
│                                 │────────▶│ Baixa elastase nas fezes    │
│ Sorologia celíaca negativa      │         │ • Fibrose cística           │
│                                 │         │ • Pancreatite hereditária   │
│ Sem resposta à alimentação      │         │ (p. ex., síndrome de        │
│ hipoalergênica                  │         │ Schwachmann)                │
└─────────────────────────────────┘         └─────────────────────────────┘
                                            ┌─────────────────────────────┐
                                            │ Enteropatia perdedora de    │
                                            │ proteína                    │
                                            │ Alto teor de α1-antitripsina│
                                            │ • Linfangiectasia           │
                                            │ • Pós-Fontan                │
                                            └─────────────────────────────┘
```

- **Diarreia secretora:** baixo gap osmolar nas fezes
- **Diarreia osmótica:** alto gap osmolar nas fezes

- Intolerância à lactose
- Deficiência de sucrase-isomaltase
- Má absorção de glicose-galactose
- Doença factícia, p. ex., administração de laxativos

Histologia anormal do intestino delgado
- Imunodeficiência
- Enteropatia autoimune
- Doença de inclusão microvilositária
- Enteropatia formadora de tufos

Histologia normal do intestino delgado

Cloridorreia congênita
- Polidrâmnio
- Alcalose severa
- [Cl] nas fezes > 90 mmol/L

Diarreia congênita por sódio
- Polidrâmnio
- Acidose metabólica
- [Na] nas fezes >145 mmol/L

Tumor secretor de hormônio, p. ex., VIPoma
- Baixo teor de K e Cl sérico
- Massa abdominal (pode calcificar)

Algoritmo 9.1 Avaliação bioquímica da diarreia crônica em bebês.

- Enteropatia autoimune: anticorpos antienterócitos
- Abetalipoproteinemia: acantócitos no sangue periférico
- Doença de retenção dos quilomícrons (doença de Anderson): histologia típica do intestino delgado
- Deficiência de zinco: erupções cutâneas perianal e perioral
- Gastroenterite eosinofílica: histologia típica do intestino delgado
- Síndromes de diarreias intratáveis:
  – Diarreia congênita por cloreto
  – Diarreia congênita por sódio
  – Má absorção de glicose-galactose
  – Doença de inclusão microvilositária
  – Enteropatia com formação de tufos
  – Síndrome trico-hepatoentérica (diarreia fenotípica da infância)

Diarreia na criança de 1 a 3 anos

Esta é uma diarreia osmótica de trânsito rápido, agravada por açúcares não digeridos das frutas (ou sorbitol) ou um reflexo gastrocólico exagerado. Ela ocorre após o desmame ou no início do treinamento esfincteriano. As fezes, frequentemente, contêm pedaços de comida não digerida.

Investigações
As amostras de fezes para má absorção e testes de rastreio sanguíneo são normais.

Tratamento
- Reduzir a ingestão de fibras
- Evitar a ingestão excessiva de sucos de frutas
- Loperamida

Resultados
- Frequentemente se resolve até os 6 anos de idade

Enteropatia perdedora de proteína

Também pode ter ascite quilosa e/ou quilotórax.

Causas
- Linfangiectasia intestinal primária:
  - Idiopática
  - Síndrome de Turner
  - Síndrome de Noonan

- Linfangiectasia intestinal secundária:
  - Cardíaca: após procedimento de Fontan, pericardite constritiva, cardiomiopatia
  - Obstrutiva: má rotação, tuberculose, linfoma, sarcoidose
- Lesão mucosa:
  - Infecção: disenteria bacteriana, *Giardia*, *Clostridium difficile*
  - Inflamatórias: doença de Crohn, colite ulcerativa, enterocolite necrosante, intolerância à proteína do leite de vaca, gastrite hipertrófica (doença de Ménétrier), gastroenteropatia eosinofílica, imunodeficiência (p. ex., imunodeficiência comum variável), doença do enxerto *versus* hospedeiro
  - Vasculite: lúpus, transtornos do tecido conectivo, púrpura de Henoch-Schönlein

Investigações
- Imunoglobulina baixa e linfopenia (pela perda intestinal)
- Excluir causas cardíacas, infecciosas ou obstrutivas. Pericardite constritiva pode ter início insidioso e pode ser difícil de diagnosticar
- Cintilografia com albumina marcada com ^{99}Tc, endoscopia e endoscopia sem fio (cápsula endoscópica) para investigar a extensão da lesão

Conduta
- Dieta rica em triglicerídeos de cadeia média e pobre em triglicerídeos de cadeia longa
- Suplementação de vitaminas lipossolúveis (A/D/E/K)
- Alívio sintomático transitório através de infusões de albumina (3-5 mL/kg 20% por 4-6 horas)
- Casos intratáveis requerem nutrição parenteral a longo prazo. Encaminhar para um centro especializado

Resultados
Alguns casos idiopáticos melhoram com a idade. A doença segmentar pode ser ressecada na cirurgia.

Investigações (testes de rastreio em negrito)
- **Hemograma completo, bioquímicas renal, hepática e óssea**
- Estudos de coagulação: para deficiência de vitamina K
- Gasometria: perda de bicarbonato ou desequilíbrio de eletrólitos, p. ex., potássio, cloreto, levam à acidose
- Análise das fezes:
  - **Exames bacterianos, virais e parasitários**
  - **Substâncias redutoras nas fezes**
  - **pH das fezes < 5,5**: sugere fermentação bacteriana de açúcares não digeridos

- ○ Análise de gordura fecal: esteatócrito ou microscopia para glóbulos de gordura
- ○ Elastase: para função pancreática exócrina
- ○ Nível fecal de alfa 1-antitripsina: para perda de proteína
- **Sorologia celíaca:**
  - ○ Transglutaminase tecidual IgA
  - ○ Anticorpos endomisiais
  - ○ HLA-DQ2/DQ8
- Marcadores nutricionais:
  - ○ Vitaminas A/D/E
  - ○ Zinco, cobre e selênio
  - ○ Vitamina B_{12} e folato
  - ○ Colesterol e triglicerídeos
- Avaliação da função imune:
  - ○ **Imunoglobulinas A/G/M/E**
  - ○ Subclasses de IgG
  - ○ Titulação de anticorpos funcionais para vacinações (tétano, *Haemophilus*, *Pneumococcus*)
  - ○ Subgrupos de linfócitos, incluindo linfócitos-T regulatórios (CD 25+)
  - ○ Função dos neutrófilos: queima respiratória e migração
- Hormônios intestinais e vasoativos:
  - ○ Gastrina sérica e peptídeos vasointestinais
  - ○ Catecolaminas urinárias, p. ex., VMA, HVA, dopamina
- Exame de ultrassonografia abdominal: para massa intra-abdominal ou suprarrenal
- Exame com bário: para estenose e membrana, e para avaliar o trânsito, especialmente, em uma criança com história de enterocolite necrosante; excluir fístula gastrocólica após gastrostomia
- Prova terapêutica alimentar:
  - ○ Jejum de 48 horas: diarreia secretora?
  - ○ Dieta à base de frutose: para má absorção de glicose-galactose
  - ○ Dieta sem lactose
  - ○ Dieta hipoalergênica
- Endoscopia:
  - ○ Biópsia do duodeno para microscopia de luz e eletrônica
  - ○ Análise da dissacaridase da mucosa
  - ○ Microscopia e cultura do suco duodenal
  - ○ Sigmoidoscopia/colonoscopia
- Defeitos genéticos em diarreia intratável:
  - ○ Enteropatia com formação de tufos; *EpCAM*
  - ○ Doença de inclusão microvilositária: *MYO5B*
  - ○ Síndrome trico-hepatoentérica (diarreia fenotípica): *TTC37*

- Diarreia congênita por cloreto: *DRA*
- Diarreia congênita por sódio: *SPINT2*

Conduta

- Administração da dieta: usar alimentação com tubo enteral para maximizar a tolerância ao alimento
- Manipulação dietética:
  - Fórmulas com proteína extensamente hidrolisada (EHF) para má absorção
  - Fórmulas à base de aminoácidos: útil em alergia resistente à EHF
  - Fórmulas de ácidos graxos de cadeia média: para má absorção de gordura
  - Espessantes de pectina e usados como um pré-biótico: útil quando um cólon está presente
  - Substituição da enzima pancreática
- Nutrição parenteral: veja Capítulos 42 a 48
  - Reabilitação nutricional durante investigações e alterações alimentares
- Drogas:
  - Loperamida: para trânsito rápido ou como um agente antissecretório
  - Colestiramina: para má absorção do sal biliar

Sinais de alerta: Quando encaminhar para um centro especializado ▶

- Diarreia aquosa desde o nascimento
- Déficit de crescimento severo e/ou refratário
- Diarreia secretora sem causa óbvia

Sinais de alerta: Armadilhas no manejo da diarreia crônica ▶

- Fezes aquosas podem ser facilmente confundidas com urina
- Transtornos funcionais são muito comuns e não estão associados a déficit no crescimento ou deficiência de nutrientes. No entanto, uma restrição dietética mal orientada pode reduzir a ingestão e resultar em retardo no crescimento ou deficiência de um nutriente específico
- Considerar doença factícia ou induzida, se a diarreia for inexplicada, p. ex., administração de laxativo

Criança com diarreia crônica

CAPÍTULO 10

A diarreia crônica em uma criança é definida como a eliminação anormal de três ou mais fezes moles ou líquidas por dia durante mais de 4 semanas, ou uma alteração no hábito intestinal usual para fezes mais moles ou frequentes. A perda de peso associada, doença sistêmica ou má absorção é sugestiva de uma causa subjacente séria.

Características importantes da história
- Início
- Frequência e caráter das fezes
- Sangue nas fezes
- Perda de peso
- Gráfico de crescimento
- Viagem
- Gastroenterite prévia
- Desencadeantes dietéticos
- Ingestão de drogas
- História familiar

Diagnóstico diferencial
- Comum:
  - Síndrome do intestino irritável
  - Doença celíaca (prevalência no Reino Unido 1 em 100-200)
  - Alergia ou intolerância alimentar (ou aditivos alimentares)
  - Intolerância à lactose de início tardio ou pós-infeccioso
  - Infecção: *Giardia*
  - Doença inflamatória intestinal (incidência no Reino Unido 5,6 por ano por 100.000 crianças)
  - Após quimioterapia ou radioterapia

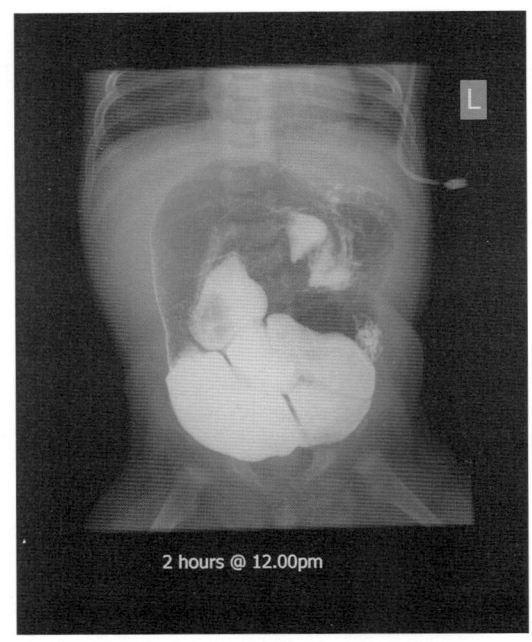

Figura 10.1 Radiologia com bário mostrando pequenas alças intestinais dilatadas na síndrome do intestino curto, com estase de conteúdos luminais, predispondo a excessivo crescimento bacteriano.

- Raro:
  - Relacionado com drogas, p. ex., drogas anti-inflamatórias não esteroides, micofenolato de mofetila
  - Transtornos da motilidade, p. ex., pseudo-obstrução
  - Excessivo crescimento bacteriano, incluindo a síndrome da alça cega (Figura 10.1)
  - Hipertireoidismo
  - Hipoparatireoidismo
  - Doença de Addison
  - Tumores secretores de hormônios, p. ex., VIPoma
  - Abuso de laxativos
  - Tumor intestinal primário
  - Síndromes de polipose
  - Linfangiectasia ou outra enteropatia perdedora de proteína

Investigações

- Hemograma completo, bioquímicas renal, hepática e óssea
- Marcadores inflamatórios, p. ex., ESR, CRP
- Imunoglobulinas A/G/M/E
- Níveis específicos de IgE para antígenos alimentares: leite/soja/ovo/trigo/nozes/peixe
- Sorologia celíaca:
  - Transglutaminase tecidual IgA
  - Anticorpos endomisiais
  - HLA-DQ2/DQ8
- Análise das fezes:
  - Exames bacterianos, virais e parasitários
  - Calprotectina: uma proteína dos neutrófilos, estável nas fezes. Embora a especificidade seja abaixo do ideal, um resultado negativo garante que a doença intestinal inflamatória seja improvável
- Exame de imagem do intestino delgado (Figura 10.2):
  - Enterografia por ressonância magnética com contrastes oral e intravenoso
  - Ingestão de bário e trânsito (± pneumocólon peroral)
  - Exame de ultrassonografia: espessura da parede intestinal, vascularização aumentada, massa
- Prova terapêutica alimentar:
  - Dieta sem lactose
  - Dieta hipoalergênica
  - Testes de lactose/sucrose/frutose no ar expirado (baixa sensibilidade e especificidade)
  - Endoscopia: esofagogastroduodenoscopia e ileocolonoscopia com biópsias (Figura 10.3)

Sinais de alerta: Armadilhas no diagnóstico de diarreia ▶

- Falsa diarreia em constipação funcional com esvaziamento retal incompleto
- Anemia, marcadores inflamatórios aumentados e/ou baixa albumina sérica sugerem doença intestinal inflamatória
- Desnutrição é comum na doença de Crohn, incluindo deficiência de ferro, vitamina B_{12}, vitamina D e zinco

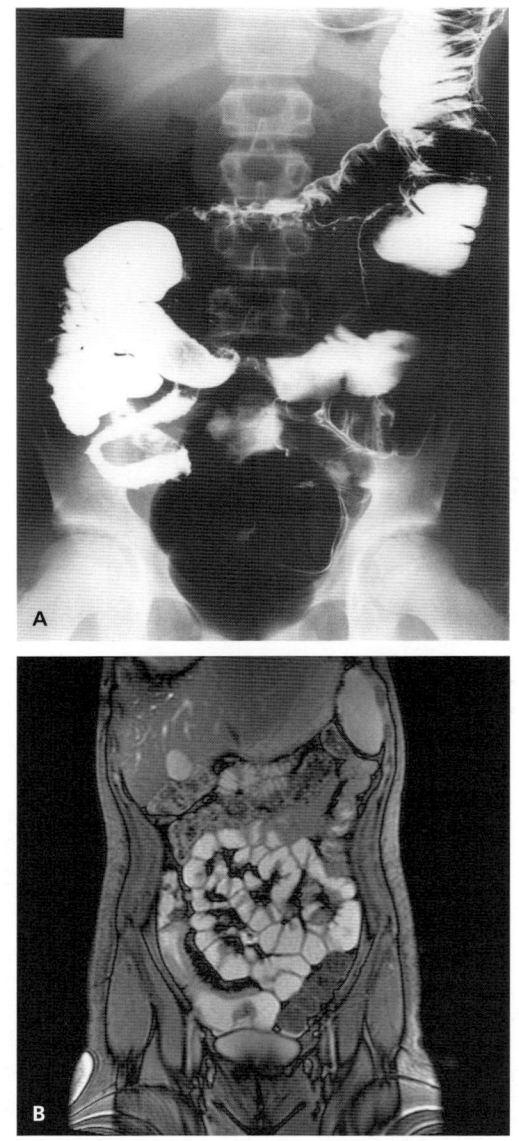

Figura 10.2 (A) Radiologia com bário, mostrando separação da alça do intestino e ulceração em "espinho de rosa" do íleo terminal e cólon direito em doença de Crohn. (B) Enterografia com ressonância magnética proporciona imagem do lúmen, mucosa e parede intestinal. Um segmento doente estreito de parede espessa na fossa ilíaca direita, com área de pseudossaculação encostando na bexiga (sinal elevado do contraste no lúmen) e separação da alça intestinal com revestimento de gordura (baixo sinal).

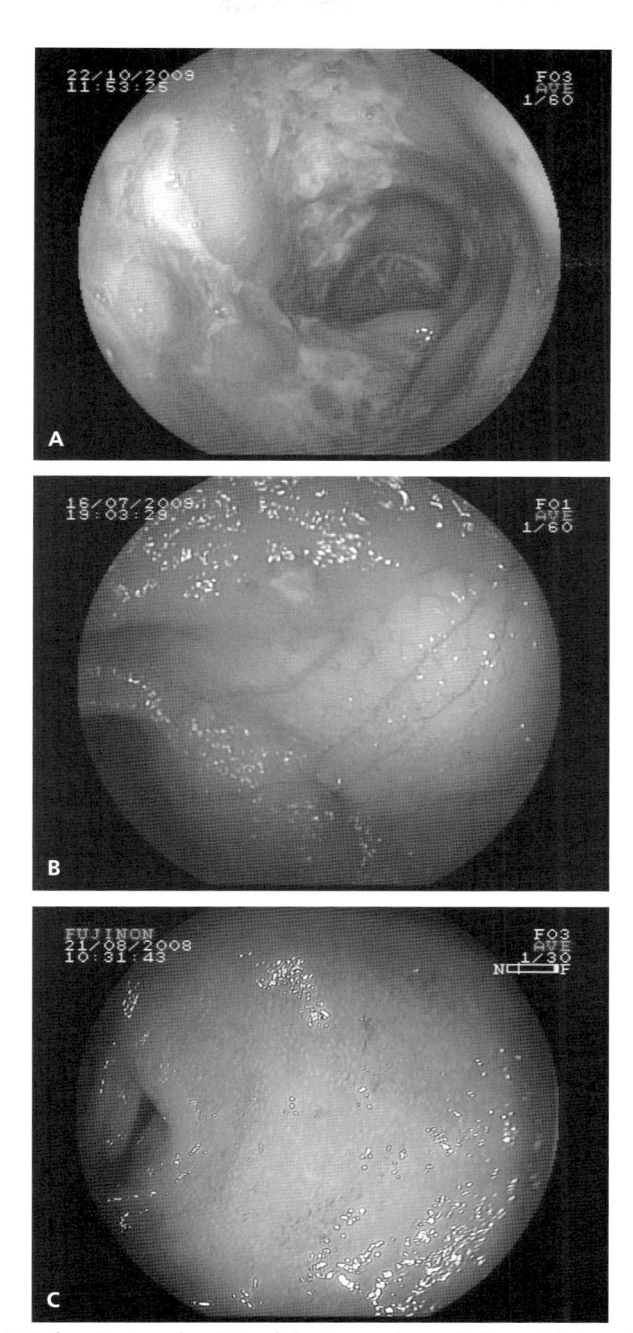

Figura 10.3 Aparência endoscópica de lesões em doença inflamatória intestinal. (A, B) Úlceras em "rastro de caracol" lineares profundas em doença de Crohn (A) ou úlceras aftosas (B). (C) Colite ulcerativa geralmente é vermelho-difusa com sangramento e granulação em "grãos de sal". (Ver *Prancha* em *Cores*.)

Tratamento

Doença de Crohn (veja Algoritmo 10.1)

Induzindo a remissão

- Nutrição enteral exclusiva, por 6-8 semanas para induzir a remissão:
  - A aceitação do paciente limita o seu uso
  - Alimentos poliméricos são mais palatáveis do que fórmulas elementares
  - Alimentação por sonda nasogástrica pode ser uma solução em alguns casos
- Corticosteroides sistêmicos:
  - Administrados por via parenteral em doença severa, p. ex., metilprednisolona IV 1-2 mg/kg (máx. 60 mg) por dia ou hidrocortisona 2 mg/kg (máx. 100 mg), 4×/dia
  - Nutrição suplementar é frequentemente necessária por sonda NG
  - Deficiências de nutrientes específicos são comuns, p. ex., ferro, vitamina D, zinco

Reincidência da doença

- Nutrição enteral exclusiva por 6-8 semanas e corticosteroides orais são efetivos em 60-80% dos casos
- Doença perianal ativa: metronidazol 7,5 mg/kg/dose, 3×/dia e/ou ciprofloxacina 5 mg/kg/dose, 2×/dia

---

Informações: Nutrição enteral exclusiva com terapia de dieta líquida

- Fórmula dietética líquida polimérica (proteína integral) ou elementar (aminoácido) com remissão é, com frequência, obtida em 1-2 semanas e também é efetiva para doenças luminal, oral e perianal
- A eficácia pode ser afetada pela escolha, do paciente e dos pais, adesão e palatabilidade
- Possui benefícios adicionais de evitar toxicidade corticosteroide e melhorar o estado nutricional
- A maioria das crianças precisa de, aproximadamente, 120% da necessidade de energia média estimada para a idade. Isto, no entanto, deve ser ajustado de acordo com as necessidades individuais, e o apoio dietético é essencial
- Reintrodução de alimento durante 1-3 semanas, dependendo dos sintomas do paciente

Criança com diarreia crônica | 53

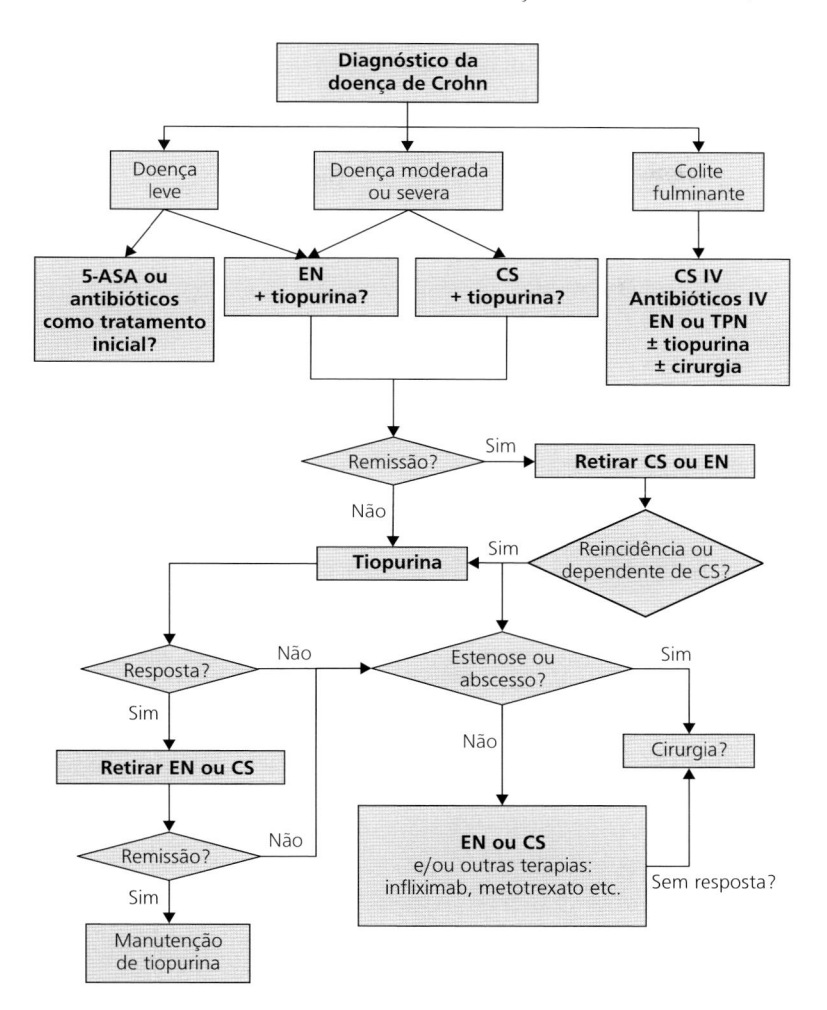

```
                    ┌─────────────────┐
                    │  Diagnóstico da │
                    │ doença de Crohn │
                    └─────────────────┘
           ┌───────────────┼───────────────┐
      ┌─────────┐   ┌──────────────┐   ┌──────────┐
      │ Doença  │   │Doença moderada│   │  Colite  │
      │  leve   │   │   ou severa   │   │fulminante│
      └─────────┘   └──────────────┘   └──────────┘
```

- **5-ASA ou antibióticos como tratamento inicial?**
- **EN + tiopurina?**
- **CS + tiopurina?**
- **CS IV / Antibióticos IV / EN ou TPN / ± tiopurina / ± cirurgia**

◇ Remissão? — Sim → **Retirar CS ou EN**
 │ Não
 ▼
◇ Reincidência ou dependente de CS? — Sim → **Tiopurina**

◇ Resposta? — Não → ◇ Estenose ou abscesso? — Sim → Cirurgia?
 │ Sim   │ Não   ▲
 ▼   ▼   │
Retirar EN ou CS   **EN ou CS e/ou outras terapias:** ── Sem resposta?
 │   **infliximab, metotrexato etc.**
◇ Remissão? — Não ──────────┘
 │ Sim
 ▼
Manutenção de tiopurina

5-ASA, aminossalicilatos; CS corticosteroides; EN, nutrção enteral.

Algoritmo 10.1 Conduta na doença de Crohn.

> **Informações: Terapia com corticosteroides para doença de Crohn**
>
> - Prednisolona 1-2 mg/kg/dia (máx. 40 mg/dia) é terapia efetiva de primeira linha para doença dos intestinos grosso e delgado
> - O tratamento deve ser com dose completa por 2-4 semanas até a remissão ser atingida (com revisão, pelo menos, a cada duas semanas na clínica ou por telefone até a remissão clínica) e depois redução gradual da dose por 4-8 semanas, dependendo da resposta
> - Assegurar ingestão dietética adequada de cálcio e vitamina D e, se insuficiente, considerar suplemento, p. ex., cálcio 500 mg/colecalciferol 400 unidades, um comprimido ao dia
> - Supressão ácida gástrica com inibidores da bomba de prótons, p. ex., omeprazol 20 mg 1×/d, se envolvimento esofágico, gástrico ou duodenal
> - Liberação ileal controlada de budesonida 9 mg/dia é menos efetiva do que prednisolona como terapia de primeira linha para doença ileocecal isolada, mas tem poucos efeitos colaterais. Ministrar dose completa por 4-6 semanas, então reduzir por mais 2-4 semanas
> - Em doença severa, usar esteroides intravenosos: hidrocortisona 2 mg/kg (máx. 100 mg), 4×/dia ou metilprednisolona 1-2 mg/kg (máx. 60 mg/dia), 1×/dia
> - Nutrição parenteral pode ser necessária como suporte nutricional para pacientes com doença severa e/ou complicada
> - O insucesso em obter remissão pode indicar uma estenose

Terapia de manutenção

- Em casos leves, frequentemente são usados 5-aminossalicilatos, embora dados de resultados de estudos em adultos não sugiram nenhum benefício
- A supressão imune é introduzida em doença dependente de esteroides, após recaída precoce ou se a doença for severa
- Tiopurinas são a primeira escolha usual, p. ex., azatioprina 2-2,5 mg/kg/dia ou 6-meracatopurina 1-1,5 mg/kg/dia. O monitoramento da supressão de medula óssea com avaliações sanguíneas é obrigatório
- Dosagens dos metabólitos (nucleotídeos de 6-tioguanina e 6-metilmercaptopurina) são usadas para monitorar a adesão e o risco de efeitos colaterais
- Uma alternativa é o metotrexato por injeção subcutânea (15 mg/m^2 semanalmente), com associação de ácido fólico, p. ex., 5 mg PO 6 dias por semana – exceto no dia da injeção de metotrexato
- Anticorpos de fator de necrose antitumoral, p. ex., infliximab e adalimumab, são muito efetivos em doenças luminal e perianal, que responde fracamente a outros tratamentos, embora permaneçam preocupações quanto à segurança, com raros relatos de casos de linfoi hepatoesplênico e infecção severa. A maioria dos linfomas aparece em homens jovens em imunossupressão concomitante com aza-

tioprina/6-mercaptopurina. Estas devem ser prescritas e supervisionadas por um especialista

Cirurgia
Doença severa ou doença sem resposta à terapia de segunda linha deve ser discutida precocemente com um cirurgião com experiência em doença inflamatória intestinal. Doença perianal fistulante pode responder à terapia clínica combinada com a inserção de dreno de Seton. Ressecções limitadas ou estrituroplastia são preferidas na doença de Crohn luminal, pois ressecções repetidas ou grandes podem resultar na síndrome do intestino curto. Em doença perianal ou colônica severa, um estoma divergente pode permitir cicatrização, embora a inversão possa levar à recaída.

Terapias futuras
- Novos imunomoduladores e terapias biológicas estão sendo testados
- O transplante autólogo de células-tronco hematopoiéticas está em avaliação em adultos
- A terapia com células-tronco mesenquimais oferece vantagens teóricas, sem a necessidade de mieloablação pré-transplante ou de imunossupressão.

Colite ulcerativa
A maioria (90%) das crianças com colite ulcerativa tem pancolite, < 10% têm colite no lado esquerdo, 4% têm a doença confinada ao reto e 4% poupam o reto.

Deve ser procurada etiologia infecciosa, pois ela pode coexistir com a doença ativa, mas na doença severa, o tratamento imediato com corticosteroides não deve ser adiado.

Colite severa aguda e/ou megacólon tóxico são ameaçadores à vida e devem motivar a intervenção urgente. Agentes de segunda linha, p. ex., ciclosporina, tacrolimus infliximab, são supressores imunes potentes com riscos de efeitos colaterais significativos e devem ser manejados por centros especializados.

Avaliação da gravidade da doença
- O escore de atividade da colite ulcerativa pediátrica (PUCAI) (veja Informações: escore de PUCAI) combina achados clínicos para atribuir um escore numérico à severidade da doença: remissão < 10; leve-moderada, entre 10-60; severa > 65
- Febre, taquicardia, distensão abdominal, sensibilidade dolorosa abdominal, anemia severa e hipoabuminemia sugerem doença severa
- Radiografia abdominal para avaliação da dilatação colônica (> 4 cm de diâmetro)

Informações: escore de PUCAI	
Item	Escore
1. Dor abdominal	
Nenhuma	0
Pode ser ignorada	5
Não pode ser ignorada	10
2. Sangramento retal	
Nenhum	0
Pequena quantidade apenas; em < 50% das fezes	10
Pequena quantidade na maioria das fezes	20
Grande quantidade (> 50% do conteúdo das fezes)	30
3. Consistência da maioria das fezes	
Formadas	0
Parcialmente formadas	5
Completamente disformes	10
4. Número de fezes por 24 horas	
0-2	0
3-5	5
6-8	10
> 8	15
5. Fezes noturnas	
Não	0
Sim	10
6. Nível de atividade	
Sem limitação	0
Limitação ocasional	5
Restrição severa	10

Tratamento

- Colite severa requer encaminhamento a um centro especializado (veja Algoritmo 10.2)
- Tratamento com 5-aminossalicilatos (ASAs) para doença leve/moderada:
  ○ Mesalazina 60-100 mg/kg/dia (até 4,8 g/dia) para colite ativa
  ○ Mesazalina 30-100 mg/kg/dia até 4,8 g/dia para manutenção na doença colônica silenciosa ou inativa
  ○ Sulfassalazina 50-80 mg/kg/dia até 4 g/dia para colite ativa
  ○ Sulfassalazina 25-80 mg/kg/dia até 4 g/dia para manutenção na doença silenciosa ou inativa
  ○ Mesalazina tópica (1-2 g/dia) ou esteroides (5-20 mg) na forma de líquido, gel ou supositórios são terapias eficazes para colite do lado esquerdo leve à moderada ou doença retal isolada. No en-

Criança com diarreia crônica | 57

Dia 1 — Admitir e ressuscitar metilprednisolona 1-1,5 mg/kg IV dividida em 1-2 doses (máx. 60 mg/dia)
Baixo limiar para AxR e culturas de fezes precoces para exame cirúrgico,
FBC, U&E, perfil ósseo,
prova cruzada

↓

Discutir e/ou transferir para centro especializado

↓

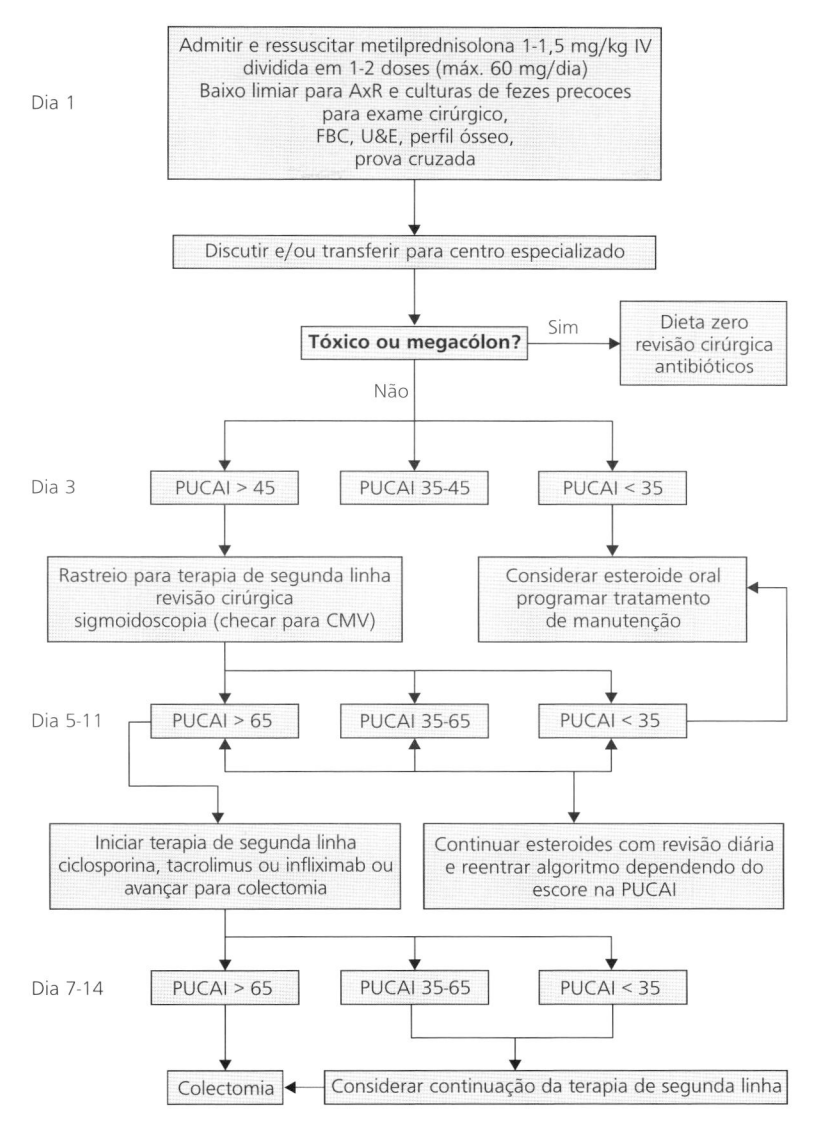

Tóxico ou megacólon? — Sim → Dieta zero, revisão cirúrgica, antibióticos

Não ↓

Dia 3
- PUCAI > 45
- PUCAI 35-45
- PUCAI < 35

PUCAI > 45 → Rastreio para terapia de segunda linha, revisão cirúrgica, sigmoidoscopia (checar para CMV)

PUCAI 35-45 / PUCAI < 35 → Considerar esteroide oral, programar tratamento de manutenção

Dia 5-11
- PUCAI > 65
- PUCAI 35-65
- PUCAI < 35

PUCAI > 65 → Iniciar terapia de segunda linha ciclosporina, tacrolimus ou infliximab ou avançar para colectomia

PUCAI 35-65 / PUCAI < 35 → Continuar esteroides com revisão diária e reentrar algoritmo dependendo do escore na PUCAI

Dia 7-14
- PUCAI > 65 → Colectomia
- PUCAI 35-65 / PUCAI < 35 → Considerar continuação da terapia de segunda linha

AxR, radiografia abdominal simples; CMV, citomegalovirus; FBC, hemograma completo; PUCAI, contagem da colite ulcerativa pediátrica; U & E, ureia e eletrólitos.

Algoritmo 10.2 Conduta na colite severa.

tanto, a terapia única com mesalazina tópica ou esteroides para doença distal é menos efetiva do que a combinação de terapias oral e tópica
  ◦ Prednisona oral 1-2 mg/kg (até 60 mg) diariamente é indicada, se 5-ASA for ineficaz. A dose completa deve ser dada por 2-4 semanas, até que a remissão seja atingida, e depois reduzida por 4-6 semanas. O tratamento a longo prazo com prednisona possui efeitos adversos significativos e não se mostrou efetivo
  ◦ Azatioprina 2-2,5 mg/kg/dia ou 6-mercaptopurina 1-1,5 mg/kg/dia é usada em doença dependente de esteroides
- Doença aguda e sintomas crônicos devem motivar o exame por um centro especializado. Uma avaliação da severidade e/ou complicações da doença orienta o tratamento de primeira linha (veja Algoritmo 10.3). Imunossupressores de terceira linha podem ser usados, se houver insucesso na resposta ou para retirada dos esteroides, p. ex., ciclosporina, tacrolimus, infliximab

Resultados

A colite severa aguda tem uma taxa de mortalidade de até 30% antes da terapia com corticosteroides. Até 50% dos casos de colite severa aguda precisarão de colectomia no prazo de 12 meses.

A colite crônica leva a um alto risco de displasia, com risco de carcinoma. O rastreio é aconselhado 10 anos após o diagnóstico.

Enfermeiros especialistas em doença intestinal inflamatória

Os papéis principais são:
- Apoio ao paciente/família
- Compartilhar informações e aconselhar
- Transição para serviços adultos, incluindo saúde sexual e reprodutiva
- Aconselhamento sobre medicação
- Temas de educação

Educação do paciente

Um paciente pode formar uma parceria muito efetiva com seus profissionais de atenção à saúde para possibilitar um melhor manejo e a prevenção de complicações em razão da baixa adesão ao tratamento ou a efeitos colaterais não reconhecidos.

As organizações de apoio no Reino Unido incluem:
- Associação para Pesquisa da Doença de Crohn na Infância (CiCRA) www.cicra.org
- Colite e Doença de Crohn no Reino Unido www.nacc.org.uk
- Fundação para Doença de Crohn e Colite da América (CCFA) www.ccfa.org
- Fundação para Doenças Digestivas CORE www.corecharity.org.uk

Criança com diarreia crônica | 59

```
┌─────────────────────────────────┐
│ Avaliar atividade da doença     │
│ Considerar infecção (imunossupressão?) │
└─────────────────────────────────┘
```

"Bem",
afebril
e
< 6 fezes/dia

↓

Culturas de fezes

↓

Providenciar acompanhamento

"Doente" ou "tóxica"
p. ex., taquicárdica, febril
ou
> 6 fezes com sangue/dia
ou
dor/sensibilidade/
massa abdominal
ou
possível obstrução
(vômito bilioso verde escuro)

↓

Investigações:
FBC, ESR, U&E, testes de função hepática, perfil ósseo, albumina, CRP, Amilase
Cultura de sangue, se febril (ou se vai iniciar antibióticos)
MC&S das fezes e exame para *C. difficile*
AxR se suspeitar de obstrução ou colite tóxica

↓

Emergência de IBD

Megacólon tóxico:
"Doente", abdome doloroso
taquicardia, febre
Diâmetro do cólon transverso > 4 cm

Colite fulminante:
> 6 fezes com sangue/dia
Febre
Taquicardia
Abdome doloroso
ESR, CRP altos
Neutrofilia

↔

Revisão cirúrgica precoce:
Massa, obstrução ou peritonismo
Megacólon tóxico ou colite fulminante

↓

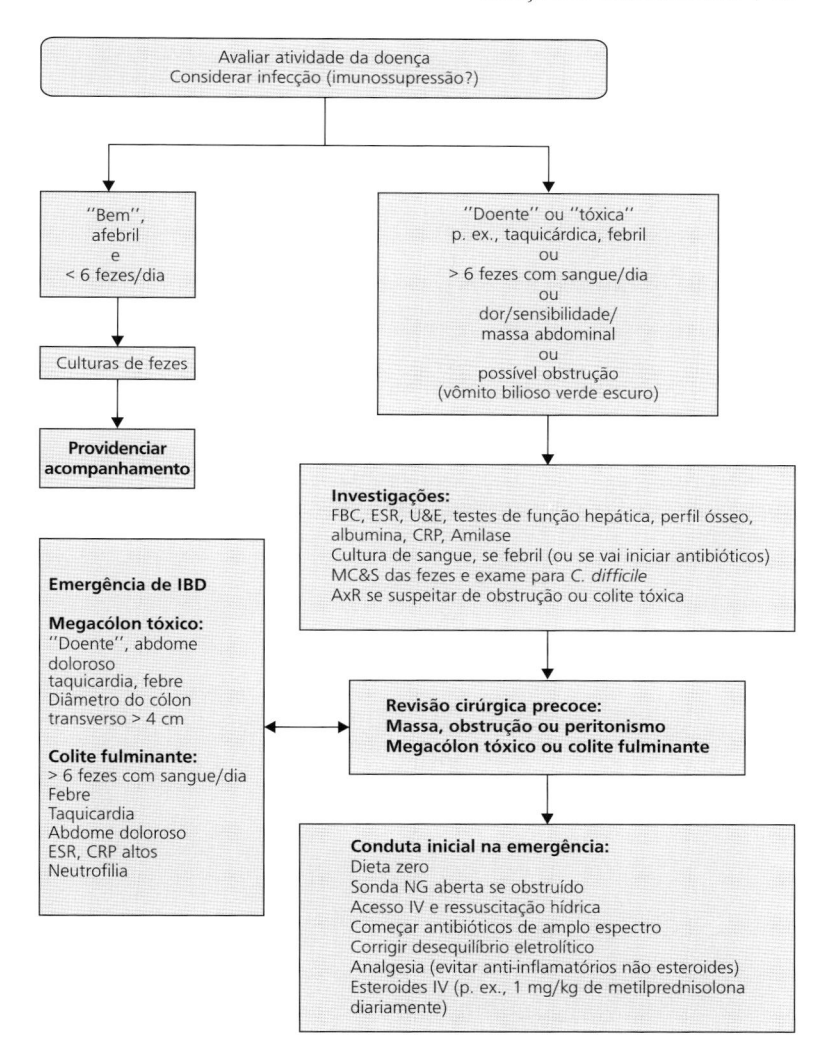

Conduta inicial na emergência:
Dieta zero
Sonda NG aberta se obstruído
Acesso IV e ressuscitação hídrica
Começar antibióticos de amplo espectro
Corrigir desequilíbrio eletrolítico
Analgesia (evitar anti-inflamatórios não esteroides)
Esteroides IV (p. ex., 1 mg/kg de metilprednisolona diariamente)

AxR, radiografia abdominal simples; CRP, proteína C-reativa; ESR, taxa de sedimentação de eritrócitos; FBC, hemograma completo; MC&S, microscopia, cultura e sensibilidade; NG, nasogástrico; U&E, ureia e eletrólitos.

Algoritmo 10.3 Conduta na criança com doença inflamatória intestinal sintomática.

Leitura adicional

Husby S, Koletzko S, Korponay-Szabo IR, *et al.* European Society for Pediatric Gastroenterology Hepatology, and Nutrition guidelines for the diagnosis of coeliac disease. *J Pediatr Gastroenterol Nutr* 2012;54:136-160. Erratum in: *J Pediatr Gastroenterol Nutr* 2012;54:572

IBD Working Group of the European Society for Paediagic Gastroenterology, Hepatology and Nutrition. Inflammatory bowel disease in children and adolescents: recommendations for diagnosis - the Porto criteria. *J Pediatr Gastroenterol Nutr* 2005;41(1):1-7

Turner D, Travis SP, Griffiths AM, *et al.* Consensus for managing acute severe ulcerative colitis in children: a systematic review and joint statement from ECCO, ESPGHAN, and the Porto IBD Working Group of ESPGHAN. *Am J Gastroenterol* 2011;106:574-588

Links importantes na *web*

Guidelines for the management of IBD in children in the UK: http://www.bspghan.org.uk/documents/IBDGuidelines.pdf

IBD diagnostic criteria: http://journals.1ww.com/jpgn/Fulltext/2005/07000/Inflammatory_Bowel_Disease_in_Children_and.l.aspx _accessed 3/8/13

Sangramento gastrointestinal

CAPÍTULO 11

A presença de sangue no vômito ou nas fezes nunca é normal, e é alarmante para as famílias, porém, a maioria dos casos tem causa benigna. As causas variam por idade e, em todos os grupos, hemorragia massiva é rara, mas de tratamento desafiador.

Causas (veja Tabela 11.1)
O vômito ou fezes devem ser examinados, pois os corantes podem ser confundidos com sangue ou sangue alterado. A terapia com ferro escurece as fezes e pode ser confundida com melena.

A cor do sangue nas fezes é indicativa do local do sangramento:
- Preto: trato GI superior, p. ex., varizes
- Vermelho-escuro: intestino médio, p. ex., doença de Meckel
- Vermelho: intestino inferior, p. ex., fissura, pólipo, colite

Investigações (veja Algoritmo 11.1)
- FBC: anemia ou trombocitopenia
- Avaliação da coagulação:
  - PT prolongado sugere doença hepática ou deficiência de vitamina K
  - APTT prolongado sugere deficiência de fator ou outra coagulopatia: procurar aconselhamento com a Hematologia
- Testes de função hepática
- Considerar sepse, especialmente em bebês
- Apt Teste para hemoglobina materna em recém-nascidos ou bebês em amamentação
- Exame de imagem do Meckel: se dor abdominal e/ou fezes com cor vermelho-escura
- Endoscopia/colonoscopia: procurar aconselhamento de especialista

Tabela 11.1 Causas de sangramento gastrointestinal

	Superior	Superior e inferior	Inferior
Bebê	Sangue materno ingerido	Deficiência de vitamina K (HDN)	Enterocolite necrosante
			Fissura anal
		Hemangioma	Alergia a leite/soja
		Duplicação intestinal	Intussuscepção
			Gastroenterite bacteriana
			Pólipo
			Doença de Meckel
			Vólvulo
Criança/ adolescente	Sangue ingerido	Coagulopatia	Gastroenterite bacteriana
	Esofagite	Tumor	Doenças inflamatórias do intestino
	Gastrite	Corpo estranho	Fissura anal
	Úlcera péptica (Figura 11.1)	Trauma (incluindo maus-tratos)	Hemorroidas
	Ruptura Mallory-Weiss	Angiodisplasia	Doença de Meckel (Figura 11.2)
	Varizes	Malformação arteriovenosa	Vólvulo
	Ingestão cáustica	Telangiectasia hemorrágica hereditária	Púrpura de Henoch-Schönlein
			Pólipo/polipose
		Hemobilia	Síndrome hemolítico-urêmica
			Hiperplasia linfonodular?

HDN, doença hemolítica do recém-nascido.

Sangramento gastrointestinal | 63

```
Em choque ──Sim──▶ Ressuscitar, considerando
                   intervenção cirúrgica precoce
    │
   Não
    ▼
Parece doente ──Sim──▶ Intussuscepção? ──────▶ Radiografia
    │                       │                  exame de ultrassonografia
   Não                     Não                 enema com ar
    │                       ▼
    │              Úlcera no divertículo de Meckel? ──▶ Exame com ⁹⁹Tc
    ▼
Fissura anal? ──Sim──▶ Semelhante a Crohn? ──Não──▶ Tratar para constipação
    │                       │                       considerar alergia a alimentos
   Não                     Sim
    ▼                       │
Esofagogastroduodenoscopia ◀┘
e (íleo)colonoscopia
```

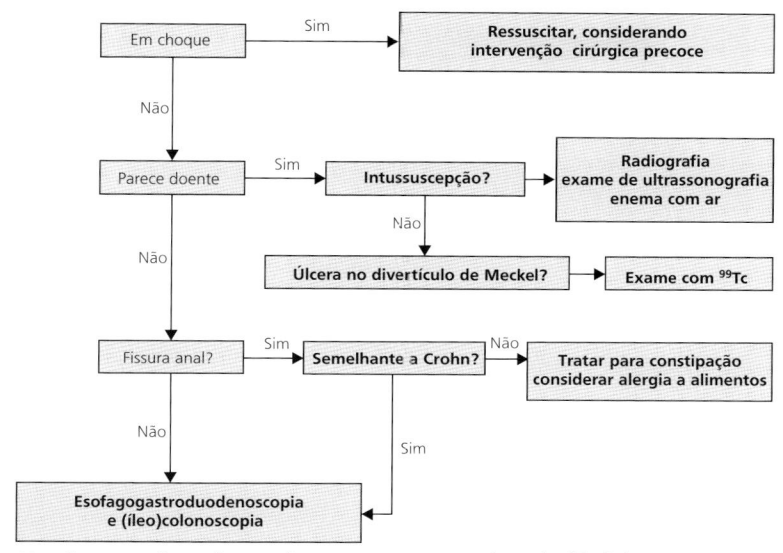

Algoritmo 11.1 Investigação de sangramento gastrointestinal inferior.

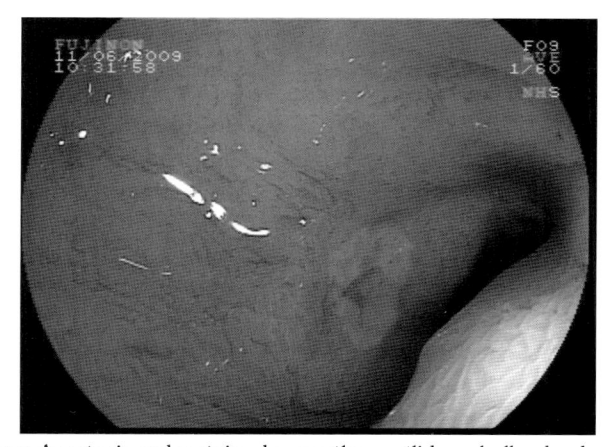

Figura 11.1 Aparência endoscópica de uma úlcera pálida no bulbo duodenal com eritema circundante leve, sem evidência de sangramento recente e sem vasos visíveis. Este caso apresentou dor abdominal e melena. Associadas, havia infecção por *Helicobacter pylory* e gastrite antral. (Ver *Prancha* em *Cores*.)

RT Anterior LT

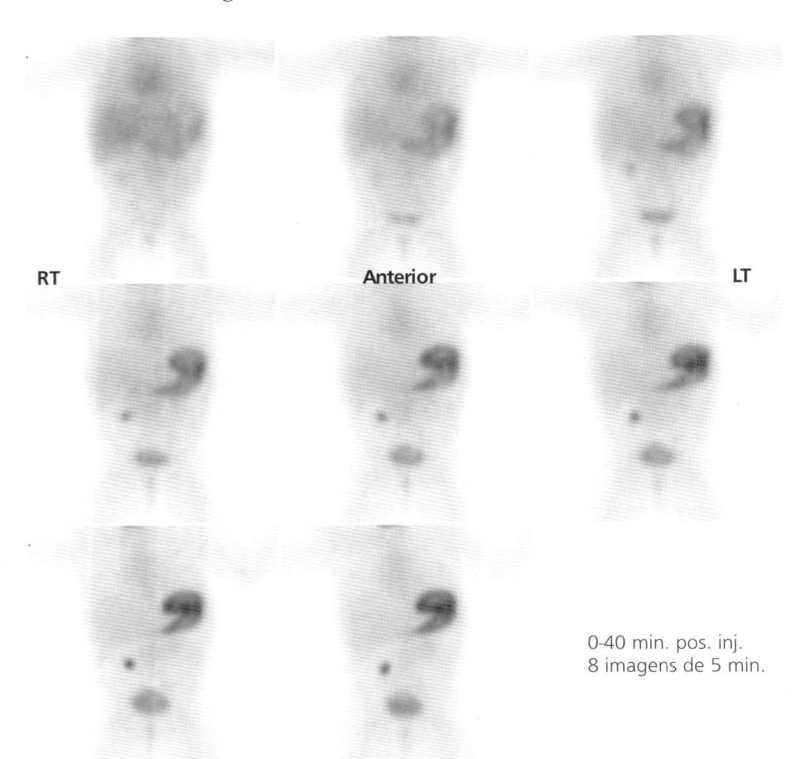

0-40 min. pos. inj.
8 imagens de 5 min.

Figura 11.2 Aparência de um divertículo de Meckel ao exame com ^{99}Tc por emissão gama, percebido na fossa ilíaca direita, sugerindo mucosa gástrica ectópica.
Este bebê apresentava sangue escuro seguido de vermelho-vivo através do reto.

Tratamento de sangramento GI superior

O manejo do sangramento GI superior, incluindo sangramento por varizes, encontra-se no Capítulo 26.

Informações: Polipose

Características comuns
- Anemia
- Sangramento GI inferior
- Tenesmo
- Prolapso do reto ou pólipo
- Intussuscepção ou enteropatia perdedora de proteína (raro)

O rastreio secundário de parentes com câncer de intestino de início juvenil é necessário.

Pólipos juvenis

- Características clínicas: frequentemente um ou poucos (< 5); com frequência no cólon esquerdo (Figura 11.3A)
- Histologia: células bem diferenciadas, revestindo glândulas dilatadas com infiltrado inflamatório
- Resultados: pode reincidir, colonoscopia periódica, se adenomatoso

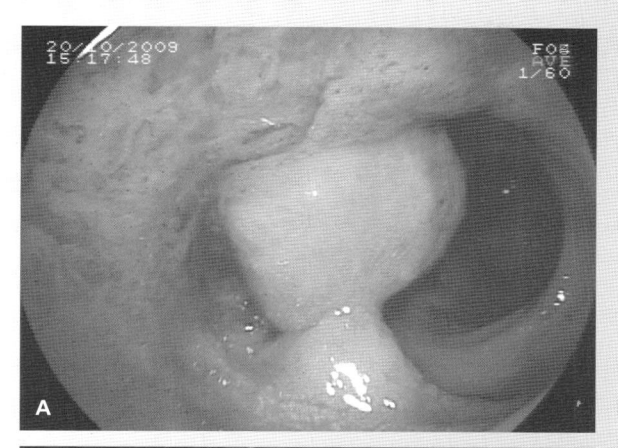

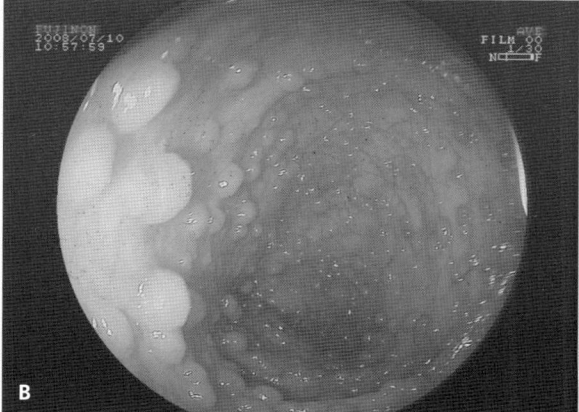

Figura 11.3 Visão endoscópica do cólon esquerdo, mostrando (A) um grande pólipo juvenil e (B) múltiplos pólipos pequenos em um adolescente com polipose adenomatosa familiar. (Ver *Prancha* em *Cores*.)

(Continua)

Polipose adenomatosa familiar *coli* e síndrome de Gardener
- Incidência: 1 em 50.000
- A maioria dos casos é encontrada por rastreio familiar; mutação do gene *APC*, algumas mutações novas
- Síndrome de Gardener: osteomas e tumores dos tecidos moles
- Características clínicas: centenas de adenomas, incomumente vistos primeiro no cólon esquerdo, com transformação maligna comum da 3ª década em diante (Figura 11.3B)
- Colectomia, frequentemente com procedimento restaurativo da bolsa ileal, é aconselhada em torno dos 20 anos, dependendo do número de pólipos, tamanho e severidade da displasia
- Pólipos no intestino superior são mais problemáticos de conduzir

Síndromes do tumor hamartoma PTEN
- Autossômico dominante; gene supressor de tumor PTEN associado
- Histologia: pólipos hamartomatosos; sem alto risco para transformação maligna

Polipose juvenil
- Características clínicas: autossômico dominante; pólipos nos intestinos grosso e delgado

Síndrome de Peutz-Jeghers
- Características clínicas: sardas nos lábios e mucosa oral, pólipos, frequentemente no jejuno e íleo, causam dor e risco de intussuscepção
- Risco de malignidade: pólipos, mamas, ovário, tumores derivados de Sertoli

Síndrome de Cowden
- Características clínicas: pólipos no cólon e estômago; papilomas hiperceratóticos dos lábios, língua e narinas; doença mamária fibrocística; adenoma de tireoide

Síndrome de Bannayan-Riley-Ruvalcaba
- Características clínicas: pólipos do cólon e língua; macrocefalia; hipotonia; miopatia; atraso no desenvolvimento; malformações arteriovenosas

Links importantes na *web*

NICE Guideline for upper GI bleeding (2012): http://guidance.nice.org.uk/CG141
SIGN Guideline for upper and lower GI bleeding (2008): http://www.sign.ac.uk/guidelines/fulltext/105/index.html

Sintomas associados à alimentação

CAPÍTULO 12

Produtos alimentícios induzem sintomas por alergia (imunomediada) ou intolerância (mecanismo não imune) que se pode originar de má absorção, como na doença celíaca. Em muitos casos, o mecanismo de intolerância não é identificável e é resultado de um transtorno intestinal funcional, e não de um processo patológico. Tais crianças podem sofrer com a investigação excessiva e/ou uma dieta excessivamente restrita, com consequente prejuízo nutricional.

Avaliação (veja Tabela 12.1)

As respostas alérgicas são reproduzíveis em início, duração e características clínicas. Os desencadeantes são proteínas, açúcares, substâncias químicas e colorantes. A dieta materna pode causar alergia em um bebê alimentado ao seio. As respostas tardias são mais difíceis de avaliar. Intolerâncias são, frequentemente, mais imprevisíveis e variáveis.

Intolerância à lactose (e outros dissacarídeos) é um evento secundário comum após uma infecção, como doença celíaca, enteropatia alérgica alimentar e doença inflamatória do intestino. A duração é variável.

Características importantes da história

- História pessoal de doença atópica: asma, eczema ou febre do feno
- História familiar de doença atópica ou alergia a alimentos
- Detalhes sobre alimentos que são evitados e os porquês
- Perguntas específicas:
  - Idade da criança ou jovem quando os sintomas iniciaram?
  - Rapidez do início dos sintomas após contato com o alimento?
  - Duração dos sintomas?
  - Gravidade da reação

Tabela 12.1 Avaliação de doença induzida por alimento

		Alergia		Intolerância
		Mediada por IgE	Não mediada por IgE	
Sintomas	Início rápido	+	–	±
	Início após 6-48 horas	–	+	±
	Vômitos	+	–	±
	Diarreia	±	±	±
	Dor abdominal	±	+	+
	Refluxo gastroesofágico	–	+	+
Sinais	Urticária/edema/sibilo	+	±	–
	Outras erupções/eczema	+	+	±
	Irritação perianal	–	±	±
	Sangue nas fezes	–	±	–
Anafilaxia		±	–	–
RAST/teste de punctura		±	–	–
Teste de contato		–	±	–
Desafio alimentar		+	+	±
Biópsia intestinal		Normal	Variável	Normal

- Frequência da ocorrência
- Ambiente da reação, p. ex., na escola ou em casa?
- Reprodutibilidade dos sintomas quando da exposição repetida?
- Qual alimento e quanta exposição a ele causa uma reação?
- Quem expôs a preocupação e suspeita de alergia alimentar?
- Qual é o alergênico suspeito?
• Fatores culturais e religiosos que afetam os alimentos ingeridos
• História alimentar da criança ou jovem: alimentação ao seio ou alimentação com fórmula, a idade em que foi desmamada – se a criança atualmente estiver sendo alimentada ao seio, considerar a dieta da mãe
• Detalhes de algum tratamento prévio, incluindo medicação; resposta à eliminação e à reintrodução de alimentos

---

Informações: Desencadeantes comuns de alergia alimentar

- Leite de vaca
- Grão de soja (um legume)
- Ovos
- Trigo
- Peixe
- Marisco
- Amendoim
- Frutos de árvores, p. ex., avelã, amêndoa, pistache

Investigações

O teste padrão ouro é o desafio alimentar duplo-cego controlado com placebo, que é tecnicamente difícil e moroso. Na prática, são usados desafios alimentares abertos.
• Testes de sensibilização alérgica:
  - Alergia mediada por IgE: teste RAST ou teste de punctura na pele *(skin prick test)* para desencadeantes suspeitos
  - Alergia não mediada por IgE: testes de contato *(patch test)*
  - Os resultados são difíceis de interpretar em razão dos falso-negativos e a sensibilização não específica
• Testes expiratórios para lactose, frutose ou sacarose: as bactérias do intestino delgado ou intestinais colônicas fermentam açúcares não digeridos, produzindo hidrogênio. Uma elevação do hidrogênio detectado na respiração exalada é sugestiva de uma má absorção do açúcar, especialmente quando associada a sintoma por 48 horas
• Avaliações mais profundas para doença gastrointestinal não alérgica, se crescimento inconsistente e/ou sintomas gastrointestinais

severos não responderem à dieta de eliminação de um único alergênico; veja Capítulos 6, 9 e 10

Informações: Colite alérgica pelo leite de vaca

- Apresenta raias de sangue vermelho-brilhante nas fezes
- Raramente hipoproteinemia e edema
- Tipicamente a endoscopia mostra hiperplasia nodular linfoide colônica
- As biópsias podem mostrar um infiltrado inflamatório eosinifílico
- Síndrome da enteropatia induzida por proteína alimentar (FPIES): uma forma grave pode ser confundida com enterocolite necrosante

---

Resultados
- Alergia ao leite de vaca e/ou soja se resolveram em 85% até os 2 anos de idade
- A alergia alimentar está associada à doença atópica posteriormente na vida

Doença celíaca
A doença celíaca é um distúrbio sistêmico imunomediado nos geneticamente suscetíveis (haplótipos HLA-DQ2 e DQ8). Ela é uma sensibilidade ao glúten e proteínas relacionadas, p. ex., prolamina na aveia, e caracterizada por uma combinação variável de manifestações clínicas dependentes do glúten, anticorpos celíaco-específicos e enteropatia.

Características clínicas
Os sintomas são muito variáveis ou ausentes.
- Diarreia persistente
- Crescimento inconsistente, estatura baixa idiopática
- Dor abdominal, vômitos, distensão abdominal
- Constipação
- Dermatite herpetiforme
- Defeitos no esmalte dental
- Osteoporose/fraturas patológicas
- Menarca atrasada
- Anemia inexplicada ou anemia por deficiência de ferro irresponsiva ao tratamento
- Estomatite aftosa recorrente
- Doença hepática inexplicada
- Fadiga/fraqueza
- Incidência: 1 em 100-200, muitos casos não diagnosticados, mais elevada em condições associadas:

- Diabetes do tipo I (≥ 8%)
- Deficiência seletiva de IgA (1,7-7,7%)
- Síndromes de Down (5-12%), Williams (8,2%) e Turner (4,1- 8,1%)
- Tireoidite autoimune (~15%)
- Doença hepática autoimune
- Transaminases elevadas inexplicadas
- Parentes do paciente celíaco:
  - Parente de primeiro grau (~10%)
  - Irmão compatível com HLA (~30-40%)
  - Gêmeo monozigótico (~70%)
- Também considerar: artrite inflamatória, problemas neurológicos inexplicados (epilepsia, paralisias, neuropatias, enxaqueca)

Sorologia celíaca

- Transglutaminase antitecido: ensaio quantitativo, os limites de corte variam entre os ensaios
- Anticorpo antiendomisial: ensaio de imunofluorescência qualitativa
- Anticorpo de peptídeos antidesamidados de gliadina: menos amplamente disponível
- Anticorpo antigliadina: inconfiável

Os caminhos de investigação são diferentes para doenças sintomática e assintomática (veja Algoritmos 12.1 e 12.2).

Devem ser obtidas várias biópsias endoscópicas da primeira parte e da parte mais distal do duodeno (Figura 12.1).

A histologia de biópsias duodenais (Figura 12.2) é classificada usando os critérios Marsh:

0. Aparência normal
1. Contagem aumentada de linfócitos intraepiteliais
2. Infiltração linfocítica na lâmina própria
3. Arquitetura vilosa anormal

Manejo

- Uma dieta isenta de glúten por toda a vida. Isento de glúten é o alimento definido como aquele que contém 20 ppm ou menos. É necessária supervisão por um nutricionista
- Exposição acidental é comum
- Aveia é restrita inicialmente, pois frequentemente é contaminada, mas quando em remissão, aveia isenta de glúten é reintroduzida. A maioria é tolerante

Gastroenterologia

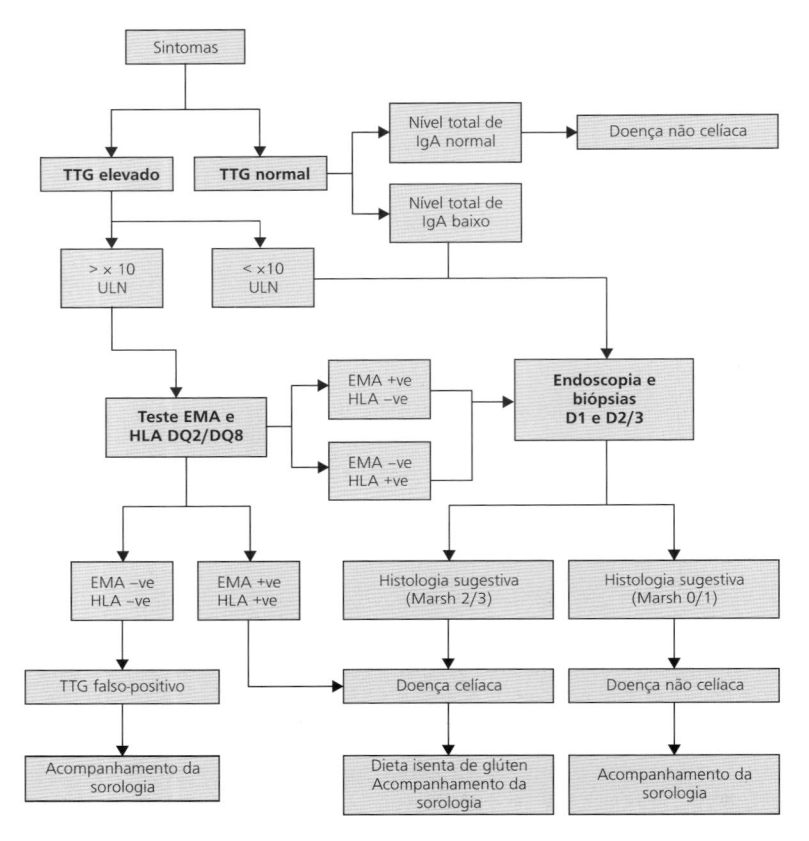

```
                          Sintomas
                             │
           ┌─────────────────┼─────────────────┐
           │                 │                 │
                                      ┌─→ Nível total de ──→ Doença não celíaca
                                      │   IgA normal
      TTG elevado         TTG normal ─┤
                                      │
                                      └─→ Nível total de
                                          IgA baixo
           │                 │                 │
           ▼                 ▼                 │
         > × 10           < ×10                │
          ULN              ULN ────────────────┤
           │                                   │
           │         ┌─→ EMA +ve ──┐           │
           │         │   HLA −ve   │           ▼
           ▼         │             └──→ Endoscopia e
    Teste EMA e ────┤                   biópsias
    HLA DQ2/DQ8     │                   D1 e D2/3
           │         │   EMA −ve   ┌──→
           │         └─→ HLA +ve ──┘
           │                                   │
   ┌───────┴───────┐                  ┌────────┴────────┐
   ▼               ▼                  ▼                 ▼
 EMA −ve        EMA +ve       Histologia sugestiva   Histologia sugestiva
 HLA −ve        HLA +ve         (Marsh 2/3)            (Marsh 0/1)
   │               │                  │                 │
   ▼               ▼                  ▼                 ▼
TTG falso-positivo ─────────→   Doença celíaca      Doença não celíaca
   │                                  │                 │
   ▼                                  ▼                 ▼
Acompanhamento da              Dieta isenta de glúten  Acompanhamento da
   sorologia                   Acompanhamento da         sorologia
                                  sorologia
```

D1, primeira parte do duodeno (bulbo); D2/3, segunda ou terceira parte do duodeno; EMA, teste para o anticorpo antiendomísio; HLA; antígeno dos leucócitos humanos; TTG, título dos anticorpos antitransglutaminase tecidual; ULN, limite superior normal (para análise de TTG).

Algoritmo 12.1 Investigação de suspeita de doença celíaca em casos sintomáticos.

Acompanhamento

- Avaliar sintomas, crescimento, adesão à dieta isenta de glúten, ingestão alimentar de cálcio e ferro
- Checar hemograma, nível de vitamina D e sorologia 6-12 meses após iniciar dieta isenta de glúten
- Aconselhar vacinação pneumocócica (hipoesplenismo relativo)
- Avaliação e sorologia anuais
- Introduzir aveia isenta de glúten depois que a sorologia normalizar
- Desafio de glúten rotineiro não é necessário

Sintomas associados à alimentação | 73

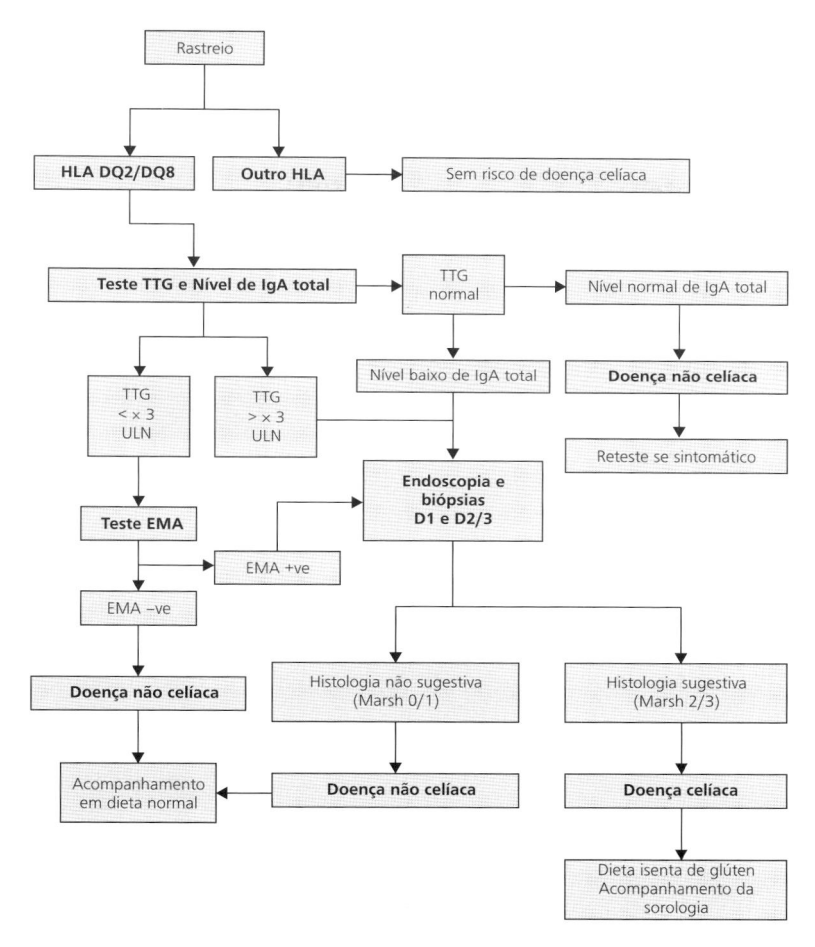

```
                          ┌──────────┐
                          │ Rastreio │
                          └──────────┘
                               │
             ┌─────────────────┴─────────────────┐
             ▼                                   ▼
    ┌─────────────────┐              ┌──────────────┐      ┌──────────────────────────┐
    │ HLA DQ2/DQ8     │              │  Outro HLA   │─────▶│ Sem risco de doença celíaca│
    └─────────────────┘              └──────────────┘      └──────────────────────────┘
             │
             ▼
    ┌─────────────────────────────┐          ┌──────────┐        ┌──────────────────────────┐
    │ Teste TTG e Nível de IgA total│────────▶│   TTG    │───────▶│ Nível normal de IgA total│
    └─────────────────────────────┘          │  normal  │        └──────────────────────────┘
             │                                └──────────┘                    │
             │                                     │                          ▼
             │                          ┌──────────────────────┐    ┌──────────────────┐
             │                          │Nível baixo de IgA total│   │ Doença não celíaca│
             │                          └──────────────────────┘    └──────────────────┘
     ┌───────┴────────┐                          │                          │
     ▼                ▼                          │                          ▼
  ┌──────┐        ┌──────┐                       │                ┌──────────────────────┐
  │ TTG  │        │ TTG  │                       │                │ Reteste se sintomático│
  │< x 3 │        │> x 3 │                       │                └──────────────────────┘
  │ ULN  │        │ ULN  │                       │
  └──────┘        └──────┘                       │
     │                │                          │
     ▼                │            ┌─────────────┴──────────┐
┌──────────┐          │            ▼                        │
│Teste EMA │          │     ┌──────────────┐                │
└──────────┘          └────▶│ Endoscopia e │◀───────────────┘
     │                      │   biópsias   │
     │    ┌────EMA +ve─────▶│  D1 e D2/3   │
     ▼    │                 └──────────────┘
  EMA -ve │                         │
     │    │           ┌─────────────┴──────────────┐
     ▼    │           ▼                            ▼
┌──────────────────┐  ┌──────────────────────┐  ┌──────────────────────┐
│ Doença não celíaca│ │Histologia não sugestiva│ │ Histologia sugestiva │
└──────────────────┘ │   (Marsh 0/1)        │  │   (Marsh 2/3)        │
     │               └──────────────────────┘  └──────────────────────┘
     ▼                         │                            │
┌──────────────────┐           ▼                            ▼
│ Acompanhamento   │◀──┌──────────────────┐       ┌──────────────────┐
│ em dieta normal  │   │ Doença não celíaca│       │  Doença celíaca  │
└──────────────────┘   └──────────────────┘       └──────────────────┘
                                                            │
                                                            ▼
                                                  ┌──────────────────────┐
                                                  │Dieta isenta de glúten│
                                                  │Acompanhamento da     │
                                                  │      sorologia       │
                                                  └──────────────────────┘
```

D1, primeira parte do duodeno (bulbo); D2/3, segunda ou terceira parte do duodeno; EMA, teste para o anticorpo antiendomísio; HLA, antígeno dos leucócitos humanos; TTG, título dos anticorpos antitransglutaminase tecidual; LSN, limite superior normal (para análise de TTG).

Algoritmo 12.2 Investigação de doença celíaca assintomática e condições associadas.

Resultados
- A adesão permite densidade óssea normal e expectativa de vida normal
- Intolerância secundária à lactose frequentemente se resolve
- Qualidade de vida é melhorada
- Risco reduzido de linfoma do intestino delgado ao longo da vida

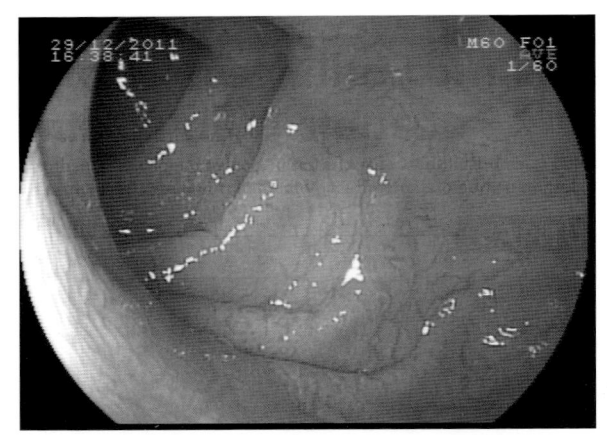

Figura 12.1 Aparência endoscópica da doença celíaca com pregas mucosas serrilhadas e superfície mucosa em padrão *crazy paving*. (Ver *Prancha* em *Cores*.)

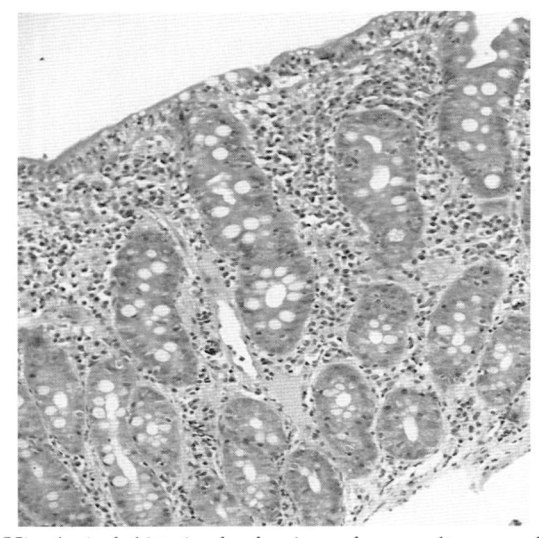

Figura 12.2 Histologia de biópsias duodenais em doença celíaca, com linfocitose intraepitelial, um infiltrado inflamatório crônico na lâmina própria, rico em células plasmáticas, hiperplasia da cripta e superfície mucosa plana (atrofia vilosa total). (Fonte: Cortesia do Dr. M-A Brundler, Birmingham, Reino Unido.) (Ver *Prancha* em *Cores*.)

Informações: Desafio de glúten

• Indicação: diagnóstico incerto, com restrição de glúten
• Época: evitar na infância e durante o crescimento puberal
• Método:
   ○ Três meses de exposição diária a glúten (10-15 g/dia) antes do teste de sorologia são aconselháveis, se assintomático, com opção de acelerar teste sanguíneo, quando o paciente desenvolve sintomas
   ○ Biópsia quando a sorologia é positiva ou os sintomas são difíceis de tolerar
   ○ Uma duração mínima de 4-6 semanas para aqueles com sintomas durante o desafio de glúten é recomendada para maximizar a probabilidade de esclarecer um diagnóstico
• Acompanhamento:
   ○ Acompanhamento por, pelo menos, 2 anos pós-desafio com sorologia a intervalos de 6 meses se livre de sintomas
   ○ Considerar biópsia aos 2 anos, mesmo se assintomático
   ○ Ocorre recidiva tardia: aconselhar avaliação gastroenterológica, se sintomas sugestivos de desenvolvimento de doença celíaca

Leitura adicional

Husby S, Koletzko S, Korponay-Szabó IR *et al.* Diretrizes para o Diagnóstico de Doença Celíaca da Sociedade Europeia para Gastroenterologia Pediátrica, Hepatologia e Nutrição. *J Pediatr Gastroenterol Nutr* 2012;54:136-160

Links importantes na *web*

BSPGHAN/CoeliacUK Diretrizes para diagnóstico e manejo de doença celíaca em crianças: http://bspghan.org.uk/documents/Static/Coeliac%20Guidelines%202013.pdf.

Fundação de Doença Celíaca (EUA): www.celiac.org

Celíaco (Reino Unido): www.coeliac.org.uk

Massa abdominal

CAPÍTULO 13

O bebê normal tem borda hepática macia e lisa, palpável, de 1-2 cm no hipocôndrio direito. Apenas ocasionalmente o baço é palpável na criança normal e ele tende a aumentar na direção do quadrante inferior esquerdo. O rim direito pode ser flutuante em uma criança magra mais velha. As alças intestinais são, frequentemente, palpáveis nas fossas ilíacas ou áreas suprapúbicas.

O exame de rotina com ultrassonografia pode mostrar massa abdominal antes do nascimento. Qualquer massa deve ser investigada com urgência.

Características importantes da história e exame

- Início, variabilidade e progressão
- Perda de peso
- Febre
- Avaliar para doença cardíaca, renal ou hepática
- História menstrual, corrimento vaginal e atividade sexual
- Sangramento, hematoma ou palidez sugerem doença maligna hematológica ou coagulopatia
- História familiar: hemoglobinopatia, doenças metabólicas, doença cística renal

Diagnóstico diferencial e investigações

Distensão sem massa

- Má absorção: veja Capítulo 6
- Ascite: veja Capítulo 25
- Obstrução intestinal: veja Capítulo 4

- Constipação com impactação: veja Capítulo 15
- Aerofagia: Radiografia simples, perímetro abdominal matinal
- Perfuração: Radiografia abdominal, de tórax, de pé ou em decúbito

Quadrante superior direito
- Hepatomegalia: veja Capítulos 20 e 23
- Hepatoblastoma: alfafetoproteína sérica
- Cisto de colédoco: ultrassonografia ou CT
- Vesícula biliar: ultrassonografia (considerar doença de Kawasaki)

Quadrante inferior direito
- Intussuscepção: ultrassonografia, enema com ar/bário
- Massa inflamatória em apêndice: ultrassonografia ou CT
- Doença de Crohn: ultrassonografia, enterografia por MRI
- Divertículo de Meckel: exame com ^{99}Tc, ultrassonografia ou CT

Quadrante superior esquerdo
- Esplenomegalia: veja Capítulos 20 e 23
- Pseudocisto pancreático: amilase/lipase sérica, ultrassonografia ou CT

Massas renais
- Hidronefrose: U&E, creatinina, ultrassonografia
- Tumor de Wilms: ultrassonografia ou CT
- Neuroblastoma: catecolaminas urinárias (VMA, HVA, dopamina)
- Doença renal policística: U&E, creatinina, ultrassonografia
- Trombose da veia renal: ultrassonografia com estudos de Doppler

Suprapúbico
- Massa fecal: nenhuma ou radiografia simples
- Retenção urinária: ultrassonografia, cistouretrograma miccional (MCUG)
- Hidro ou hematocolpo: ultrassonografia ou CT
- Cisto ovariano: ultrassonografia ou CT

Qualquer local
- Cisto de duplicação intestinal: ultrassonografia ou CT
- Cisto de omento ou mesentérico: ultrassonografia ou CT
- Teratoma: gonadotrofina β-coriônica, ultrassonografia ou CT
- Linfoma: FBC, LDH, ácido úrico; ultrassonografia ou CT

Sinais de alerta: relacionados com a distensão abdominal ▶
• Distensão abdominal neonatal pode ser o primeiro sinal de enterocolite necrosante • Massas abdominais malignas são mais frequentemente tumor de Wilms, neuroblastoma ou linfoma

Tratamento

- Envolvimento precoce de cirurgiões e oncologista pediátrico
- A conduta específica deve ser direcionada para resolução do processo desencadeante ou doença subjacente

Leitura adicional

NICE Guidelines on Cancer Services for Children and Young People: http://guidance.nice.org.uk/CSGCYP

Guidelines for managing necrotising entercolitis in premature infants: Cincinnati Children's Hospital (2010) http://www.guideline.gov/content.aspx?id=24815

Links importantes na *web*

Family support for necrotising entercolitis in premature infants: http://kidshealth.org/parent/medical/digestive/nec.html

Support for children with cancer: http://www.macmillan.org.uk/Cancerinformation/Cancertypes/Childrenscancers/Childrenscancers.aspx

Bebê com constipação

CAPÍTULO 14

A frequência das fezes na primeira infância é muito variável, e as fezes são, com frequência, mais macias e eliminadas com mais frequência por crianças alimentadas exclusivamente ao seio. A constipação funcional é comum em bebês, frequentemente algumas semanas após o nascimento e com frequência após alterações na dieta ou redução na ingestão de líquidos. O início durante o desmame é comum. Até metade das crianças com constipação a desenvolve no primeiro ano de vida. A eliminação de fezes duras ou grandes pode causar uma fissura anal, e depois o comportamento de retenção para evitar a dor da passagem. Isto pode ser erroneamente interpretado pelos cuidadores como esforço para eliminar as fezes.

Causas orgânicas
- Fissura anal
- Anomalias anorretais: fístula ou ânus anterior
- Doença de Hirschsprung: eliminação tardia do mecônio, distensão abdominal
- Agenesia sacral: ânus patuloso
- Hipotireoidismo: fezes infrequentes, alimentação insuficiente, crescimento linear pós-natal insuficiente
- Fibrose cística: fezes pálidas, fezes oleosas, pouco ganho de peso, sintomas respiratórios
- Intolerância/alergia à proteína do leite de vaca: refluxo associado, eczema, história familiar de atopia
- Doença celíaca: início após introdução do desmame, déficit de crescimento associado, distensão abdominal, atrofia muscular, anemia por deficiência de ferro (veja Capítulo 12)
- Disrafismo espinhal

Exame e investigações

- Avaliar o aspecto das fezes:
    - Fezes em fita sugerem doença de Hirschsprung
    - Fezes pálidas ou oleosas sugerem má absorção de gordura (esteatorreia)
    - Raias de sangue vermelhas sugerem fissura, enterocolite ou colite alérgica
- Radiografias abdominais são raramente necessárias, a menos que haja distensão abdominal ou suspeita de enterocolite
- Testes de rastreio sanguíneo: FBC, função da tireoide, sorologia celíaca (se com glúten)
- Em casos selecionados:
    - Teste do suor ou testes genéticos para fibrose cística
    - Sucção retal ou ressecção endoscópica para células ganglionares

Tratamento

Suspeita de doença de Hirschsprung

- Dieta zero, drenagem nasogástrica e hidratação IV, se obstruída
- Antibióticos IV de amplo espectro para enterocolite
- Radiografia simples de abdome
- Procurar aconselhamento cirúrgico urgente: obstrução frequentemente requer formação de estoma
- A cirurgia definitiva resseca ou contorna *(bypass)* os segmentos afetados (procedimento de Duhamel ou Swenson), com técnicas mais recentes, usando abordagem transanal

Constipação funcional

- Assegurar a ingestão adequada de líquidos
- Considerar teste com dieta isenta de leite de vaca
- Laxativo osmótico para amaciar as fezes, p. ex., lactulose 5-10 mL 2 vezes ao dia
- Laxativos estimulantes em baixa dose, p. ex., xarope de senna 2,5-5 mL uma vez ao dia

Dieta

A intolerância ou alergia ao leite de vaca pode apresentar constipação, mas frequentemente não é necessário restringir a ingestão de leite de vaca em um bebê com constipação. Se for necessária restrição dietética, a nova dieta deve assegurar adequação nutricional, idealmente por um nutricionista pediátrico ou especialista em nutrição.

Resultados

A constipação funcional frequentemente responde bem à terapia, embora estes bebês tenham maior probabilidade de desenvolver doença funcional do intestino na infância.

A dependência a longo prazo de terapia laxativa e/ou insucesso em alcançar continência na constipação de trânsito lento pode ser tratada por cirurgia, p. ex., procedimento de enema colônico anterógrado. Os critérios para a seleção dos casos não estão bem definidos.

O resultado na doença de Hirschsprung depende da extensão do intestino envolvida. Crianças com doença de segmento longo ou aganglionose total frequentemente têm insuficiência intestinal a longo prazo (veja Capítulo 14).

Sinal de alerta: Quando encaminhar em razão da constipação ▶

- Não responde bem à terapia inicial
- Distensão abdominal
- Alças intestinais dilatadas na radiografia simples
- Suspeita de intestino neuropático ou pseudo-obstrução

Informações: Doença de Hirschsprung

Esta é uma aganglionose congênita do plexo de Auerbach e plexo de Meissner de extensão intestinal variável; 70% têm doença de segmento curto, isto é, distal ao cólon descendente.

Características comuns
- Constipação com início neonatal, frequentemente com características de obstrução intestinal
- Eliminação tardia do mecônio (> 48 horas) em um RN a termo
- Enterocolite
- Constipação severa com início no período neonatal e que não responde à terapia padrão, p. ex., demandando supositórios ou enemas

Achados clínicos
- Distensão abdominal com timpanismo, com as alças intestinais visíveis ou palpáveis
- Déficit de crescimento
- Um reto pequeno e vazio ao exame do toque retal com saída de fezes líquidas na retirada do dedo. (NB: isto pode causar descompensação clínica em obstrução ou enterocolite e deve ser realizado somente por um profissional experiente)

(Continua)

Incidência
- 1 em 4.500-5.000 nascimentos vivos
- M:F 4:1

Genética
- Múltiplos genes foram implicados: *RET*, receptor B da endotelina, *GDNF*, endotelina-3
- 5-15% das crianças com trissomia 21 têm doença de Hirschsprung
- Associada à síndrome de Waardenburg

Investigações
- Diagnóstico confirmado pela ausência de células ganglionares na submucosa retal, obtida por biópsia de sucção 2-2,5 cm acima da linha denteada ou uma biópsia com ressecção em cunha
- Coloração para acetilcolinesterase pode identificar troncos nervosos hipertrofiados extrínsecos
- Ocorrem lesões segmentares/descontínuas *(skip lesions)* especialmente na doença de segmento longo.

Leitura adicional

Gordon M, Naidoo K, Akobeng AK, Thomas AG. Osmotic and stimulant laxatives for the management of childhood constipation. *Cochrane Database Syst Rev* 2012;Issue 7:CD009118

Kim AC, Langer JC, Pastor AC, *et al.* Endorectal pull-through for Hirschsprung's disease-a multicenter, long-term comparison of results: transanal vs transabdominal approach. *J Pediatr Surg* 2010;45:1213-1220

Links importantes na *web*

Clinical guidelines: NICE CG99 Constipation in children and young people: http://www.nice.org.uk/cg99

NASPGHAN Clinical Practice Guideline: http://www.naspghan.org/user-assets/ Documents/pdf/PositionPapers/constipation.guideline.2006.pdf

http://onlinelibrary.wiley.com/doi/10.1002/14651858.CD009118.pub2/full

Family support:

Education and resources for improving childhood continence: http://www.eric.org.uk

Information, education, support and advocacy for families, children, teens and adults who are living with the challenges of congenital anorectal, colorectal or urogenital disorders: http://www.pullthrunetwork.org

Hirshprung's disease and motility disorders support: http://www.hirschsprungs.info

Criança com constipação

CAPÍTULO 15

A eliminação difícil das fezes, a eliminação de fezes duras ou a eliminação infrequente de fezes é uma queixa comum, afetando até 30% das crianças. Esta é uma razão comum para encaminhamento, representando até 5% de todas as consultas ambulatoriais pediátricas. A constipação pode-se tornar crônica, levando à impactação fecal e esvaziamento retal incompleto. Este é um distúrbio funcional, mas pode ser causado por doença orgânica, incluindo fibrose cística e doença de Crohn perianal. Imobilidade e/ou distúrbios neurológicos estão comumente associados à constipação.

Sintomas
O início frequentemente é em torno da época do treinamento esfincteriano, começando na creche/escola ou durante períodos de perturbação da rotina (mudança de casa, internação hospitalar, desagregação familiar).
- Aspecto das fezes:
    - Eliminação de três ou menos fezes por semana
    - Fezes pequenas e duras (fezes de coelho)
    - Fezes grandes (bloqueadores do vaso sanitário)
    - Escape *(soiling)* fecal, frequentemente sem sensação
    - Diarreia abundante
- Comportamento:
    - Posição retentiva: costas arqueadas, ponta dos pés, pernas cruzadas, agachado
    - Esforço ou agonia durante a defecação ou tentativa de reter as fezes
    - Esconder-se quando defecando ou retenção
    - Redução do apetite e/ou sofrimento, melhorado após a eliminação das fezes
    - Fobia ao vaso sanitário
    - Enurese noturna ou ficar molhado durante o dia

- Dor:
  - Dor abdominal central ou inferior, frequentemente antes ou após a eliminação de fezes
  - Dor anal (veja Capítulo 16)
- Distensão abdominal, aliviada pela defecação
- Sangue vermelho brilhante pelo reto, ou ao limpar, sugere fissura ou prolapso menor
- Encoprese (eliminação de fezes em lugares anormais) – nem sempre em razão da constipação
- Sujar-se (incontinência fecal) – nem sempre decorrente da constipação

Achados físicos
- Problemas de crescimento: considerar doença orgânica ou abuso (dano ou negligência)
- Inspeção abdominal: distensão sugere presença de quantidade significativa de fezes no cólon, aerofagia ou obstrução
- Palpação abdominal: uma massa suprapúbica sugere fezes no sigmoide e/ou impactação
- Pernas: deambulação anormal ou reflexos profundos dos tendões sugerem uma causa neurológica
- Região sacral/glútea:
  - Volume muscular ou aparência sacral anormal sugere agenesia sacral
  - Nevo na linha mediana, **fosseta** *(dimple)* ou escoliose sugerem anomalia espinal
- Inspeção perianal:
  - Posição anal, piscada anal (contração reflexa e relaxamento transitório)
  - Ânus dilatado sugere dano neuronal motor inferior
  - Eritema perianal sugere infecção estreptocócica cutânea
  - Fístulas perianais sugerem doença de Crohn
  - Fissuras anais superficiais sugerem eliminação de fezes duras e/ou grandes
- O exame digital pelo reto é raramente indicado, e se necessário deve ser realizado por um profissional experiente na avaliação de anomalias anorretais ou doença de Hirschsprung

Avaliação
- Comportamento no vaso sanitário, localização, duração, frequência de diurese e defecação
- Forma das fezes, p. ex., escala fecal de Bristol
- Ingestão de líquidos, dieta e hábitos alimentares

- Sensação: o chamado das fezes
- Investigação acerca da recusa ou fobia ao vaso sanitário
- Atentar aos sinais de abuso infantil
- Internação hospitalar pode ajudar a definir quais fatores são importantes, oferece uma pausa às famílias e permite a desimpactação completa antes de iniciar uma estratégia de manutenção

Investigações
- Exames sanguíneos:
  - Contagem sanguínea: anemia secundária à perda sanguínea GI oculta
  - Transglutaminase antitecido e/ou anticorpos endomisiais: doença celíaca
  - Função tireoidiana: hipotireoidismo
  - Bioquímica óssea: hipoparatireoidismo
  - (Níveis de chumbo: envenenamento por chumbo)
  - (Creatinocinase: miopatia)
- Exame de imagem:
  - Radiografia abdominal é raramente necessária, porém pode avaliar o grau da presença de fezes no reto e cólon, quando tratada a impactação fecal
  - Estudos de marcadores do trânsito são reservados para casos selecionados com fraca resposta à terapia, ou se houver suspeita de distúrbio da motilidade
  - Exame de ressonância magnética da coluna vertebral: avalia a anatomia da medula espinal, se houver escoliose, anomalia sacral ou espinha bífida oculta
- Biópsia da mucosa retal de espessura total na suspeita de doença de Hirschsprung
- Estudos com marcador do trânsito colônico:
  - Tempo de trânsito oroanal é de até 48 horas
  - Marcadores rádio-opacos de diferentes formas são ingeridos por um período de 3 dias, e, então, são repetidas radiografias simples do dia 4 até o dia 7
  - Marcadores retidos no cólon ou parte do cólon podem sugerir uma dismotilidade difusa ou segmentar
  - Manometrias anorretal e colônica: uma ferramenta de pesquisa em pediatria, reservada para avaliação de distúrbios da motilidade
  - Proctografia evacuatória: uma avaliação radiográfica em tempo real das funções musculares anorretal e pélvica usadas em adultos. As doses de radiação e o limite de aceitação limitam seu uso em crianças

Sinal de alerta: Quando se preocupar ▶
• Atraso na eliminação de mecônio (após 48 horas de vida em um RN a termo) • Início no período neonatal • Neurologia anormal • Fezes em fita: sugere doença de Hirschsprung • Esteatorreia: sugere má absorção, p. ex., fibrose cística • Revelação/história ou sinais de abuso infantil • Distensão abdominal grave ou com vômitos: sugere obstrução • Anemia • Déficit de crescimento

Conduta

Informação e explicação

Uma parte central do tratamento é desmistificar o processo de defecação e o comportamento no vaso sanitário e compreender o contexto psicossocial. As expectativas dos pais e das crianças precisam ser compreendidas e atendidas para que eles concordem com uma estratégia de tratamento que possa ser mantida a longo prazo. A reiteração durante o acompanhamento frequentemente está necessária.

Manejo dietético

- A ingestão oral de líquidos deve ser adequada, mas não excessiva
- A manipulação de fibras dietéticas é raramente útil, e o aumento de fibras dietéticas insolúveis, p. ex., farelo, pode piorar os sintomas, aumentando o volume das fezes sem amaciá-las e causar flatulência
- Não há evidencia de benefício com probióticos

Uso do vaso sanitário

Uma rotina de sentar no vaso sanitário após as refeições pela manhã e à noite incentiva movimentos intestinais regulares, o que é primordial no tratamento da constipação funcional. A retenção das fezes aumenta a probabilidade de grande acúmulo no cólon, portanto impactação e presença de "escape". Assim, a retenção deve ser abordada com o incentivo da ida ao vaso, quando o chamado das fezes é reconhecido. Esta rotina é estabelecida com o uso de reforço positivo dos comportamentos, apropriados ao estágio do desenvolvimento, sem confrontação. A motilidade de colônica é promovida pela atividade física.

O treinamento em *biofeedback* com manometria anorretal é raramente usado em crianças.

Conduta médica

Medicações laxativas são usadas para apoiar modificações comportamentais.

Desimpactação

Isto é para o acúmulo colônico que impede o esvaziamento retal efetivo.

Tratamentos administrados retalmente podem causar desconforto. A associação negativa do tratamento administrado retalmente e as sensações da eliminação das fezes podem tornar mais difícil o progresso em direção ao comportamento normal no vaso sanitário. A desimpactação pode, com frequência, ser obtida usando macrogols orais, p. ex., Movicol, KleenPrep, isoladamente ou junto a um estimulante. As doses devem ser individualizadas, e se as doses-padrão forem insuficientes, encaminhar para exame com um especialista.

Tratamento de manutenção

Depois que a defecação seja estabelecida, o apoio laxativo pode ser retirado lentamente, frequentemente por um período de meses, com o objetivo de usar a dose mínima necessária para apoiar o esvaziamento retal. A recaída é comum, requerendo intensificação da dose. A passagem de fezes muito macias pode representar fluxo excessivo secundário à impactação ou efeito laxativo.

Resultados

Acompanhamento

Uma rede de apoio multidisciplinar para a família e o paciente e a reavaliação regular são componentes importantes do manejo bem-sucedido da constipação crônica. A frequência de "escape" é, frequentemente, um fraco marcador do sucesso, e o foco deve ser na eliminação das fezes no vaso sanitário.

Complicações

- Megarreto adquirido: com acúmulo retal prolongado, existe dilatação retal compensatória, reduzindo o tônus muscular retal e prejudicando ainda mais o esvaziamento. Este processo é com frequência reversível, mas pode levar muitos meses
- Aspectos psicossociais: questões relativas à continência frequentemente afetam a confiança e as interações sociais dentro da família e além. As relações com os pares podem ser comprometidas e afetar as crianças sujeitas a *bullying*
- Constipação intratável: se o tratamento clínico e comportamental falhar, então devem ser consideradas a avaliação da motilidade colônica e as intervenções psicológicas como parte de uma avaliação por uma equipe de especialistas. Raramente, em casos graves irresponsivos ao tratamento convencional, a qualidade de vida pode ser melhorada com procedimentos cirúrgicos, p. ex., enema colônico anterógrado

Informações: Laxativos orais

Estas são doses iniciais sugeridas. Doses mais elevadas frequentemente são necessárias em constipação crônica com acúmulo colônico e/ou megarreto
• Laxativos osmóticos:
  ○ Lactulose: 1-2 mL/kg, em 2 ou 3 doses divididas diariamente
  ○ Polietilenoglicol 3.350 mais eletrólitos (Movicol Paediatric Plain, KleenPrep) 2-4 sachês diariamente com água ou suco
• Laxativos estimulantes:
  ○ Senna (xarope, grânulos ou comprimidos) 7,5-30 mg à noite
  ○ Docusato de sódio 12,5-25 mg 2 vezes ao dia
  ○ Bisacodil 5-10 mg à noite
  ○ Picossulfato de sódio 2,5-10 mg à noite

Informações: Síndrome de obstrução intestinal distal em fibrose cística (CF)
Secreções viscosas obstruem o íleo distal em 10-20% dos pacientes com CF **Características presentes** • Dor abdominal recorrente progressiva, aumento de volume, náusea, anorexia, distensão abdominal, fezes gordurosas e constipação • Obstrução parcial ou completa do intestino delgado, com uma massa macia na fossa ilíaca direita **Investigações** • Radiografia abdominal simples: acúmulo fecal na fossa ilíaca direita, cólon vazio, intestino delgado dilatado **Conduta** • Lavagem do intestino delgado: Gastrograffin, macrogol (KleenPrep, Movicol) ou N-acetilcisteína • Revisar doses de substituição da enzima pancreática • Cirurgia pode ser necessária em casos irresponsivos **Diagnóstico diferencial** • Intussuscepção ou massa inflamatória: ultrassonografia e/ou exame de CT, colonoscopia • Colonopatia fibrosante • Pancreatite **Resultado** • Cinquenta por cento de recorrência

Links importantes na *web*
Diretrizes de prática clínica: www.nice.org.uk/guidance/CG99
Apoio ao paciente/pais: www.eric.org.uk/www.ibsnetwork.org
Educação e recursos para melhorar a continência na infância: http://www.eric.org.uk

Dor perianal

CAPÍTULO 16

Perguntas específicas podem ser necessárias para esclarecer este sintoma, e pode não haver pistas a partir da história em uma criança pré-escolar. Um alto índice de suspeita e o exame clínico cuidadoso podem ajudar a identificar as causas comuns de dor ou constipação (Tabela 16.1). Abscesso perianal deve alertar para a possibilidade de doença de Crohn e encaminhamento cirúrgico precoce.

Tabela 16.1 Causas, investigação e tratamento de dor perianal

Causa	Características típicas	Investigação	Tratamento	Resultado
Fissura anal e/ou hemorroidas	Sangue vermelho nas fezes, dor perianal aguda com a evacuação, dor ao limpar	Considerar MRI da pélvis para doença de Crohn e/ou fístula	Laxativos: tópicos 0,05-0,1% pomada de gliceril trinitrato, sempre que necessário	Frequentemente recorrente
Oxiuríase	Coceira noturna	Teste da fita adesiva	Mebendazol 100 mg 2 doses, 2 semanas de intervalo	Reinfestação comum
Infecção cutânea estreptocócica	Pele perianal vermelho brilhante	*Swab* da pele para cultura	Penicilina V 250-500 mg 4×/d por 10-14 dias Claritromicina 125-250 mg 2×/d por 10-14 dias	Resistência ao antibiótico comum
Proctalgia fugaz	Dor severa anal ou retal repentina, durando segundos ou minutos	Nenhuma	Salbutamol inalado 400-800 µg ao início da dor	Episódica ou em salvas Associada à síndrome do intestino irritável

Hepatologia

PARTE II

A doença hepática na infância é rara, mas importante. Muitas crianças precisam de tratamento com especialista, portanto, é melhor discutir e encaminhar os casos a um especialista em hepatologia pediátrica, particularmente para decidir quando é necessário um transplante de fígado. Esta seção oferece uma visão geral da doença hepática. Destacamos as condições comuns e alertamos o leitor para perigos comuns e informações essenciais para o manejo imediato.

Bebê com icterícia

CAPÍTULO 17

A icterícia é comum em recém-nascidos. A icterícia fisiológica ocorre a partir do dia 3 após o nascimento e se resolve em até 2 semanas de idade. A hiperbilirrubinemia não conjugada benigna pode persistir além desse tempo em razão da influência de estrogênios no leite materno, mas qualquer bebê que tenha icterícia persistente (> 2 semanas) requer investigação.

> Sinais de alerta: Quando se preocupar com a icterícia ▶
> - Todo bebê que tem icterícia persistente depois de duas semanas deve fazer uma dosagem de bilirrubina para distinguir entre hiperbilirrubinemia conjugada e não conjugada
> - Hiperbilirrubinemia conjugada indica doença hepática e requer encaminhamento para serviço especializado em hepatologia para investigação urgente

Características importantes da história
- História familiar de icterícia, morte neonatal ou abortos
- Peso baixo ou normal ao nascimento, baixo ganho ponderal ou perda de peso
- Alimentação deficiente e irritabilidade
- Episódios hipoglicêmicos
- Deficiência de vitamina K com sangramento

Exame
- Bebês com doença hepática significativa podem ter peso normal ao nascimento e exame físico normal
- Características dismórficas, artrogripose, hemangioma cutâneo

- Sopro cardíaco
- Baço aumentado: sempre um sinal anormal
- Ascite

Investigações (Algoritmos 17.1 e 17.2)

O diagnóstico diferencial e as investigações para as causas de icterícia não conjugada são apresentados na Tabela 17.1, e as causas de icterícia conjugada são apresentadas na Tabela 17.2.

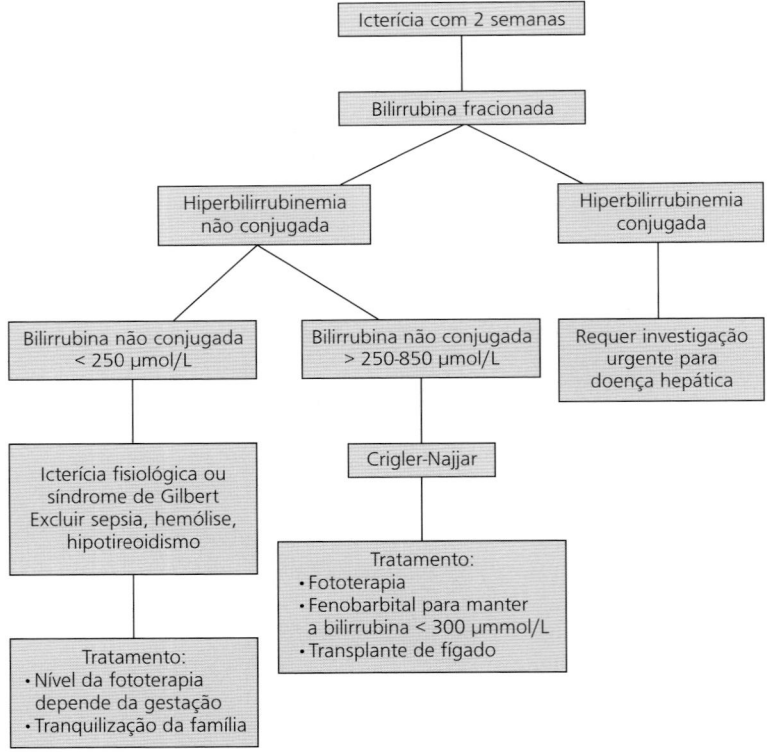

```
                    Icterícia com 2 semanas
                            │
                    Bilirrubina fracionada
                    ┌───────┴────────┐
        Hiperbilirrubinemia      Hiperbilirrubinemia
          não conjugada             conjugada
         ┌──────┴──────┐                │
Bilirrubina não      Bilirrubina não      Requer investigação
conjugada            conjugada             urgente para
< 250 μmol/L         > 250-850 μmol/L      doença hepática
     │                   │
Icterícia fisiológica   Crigler-Najjar
ou síndrome de Gilbert      │
Excluir sepsia,         Tratamento:
hemólise,               • Fototerapia
hipotireoidismo         • Fenobarbital para manter
     │                    a bilirrubina < 300 μmmol/L
Tratamento:             • Transplante de fígado
• Nível da fototerapia
  depende da gestação
• Tranquilização da família
```

Algoritmo 17.1 Investigando um bebê de 2 semanas com icterícia.

Bebê com icterícia | 97

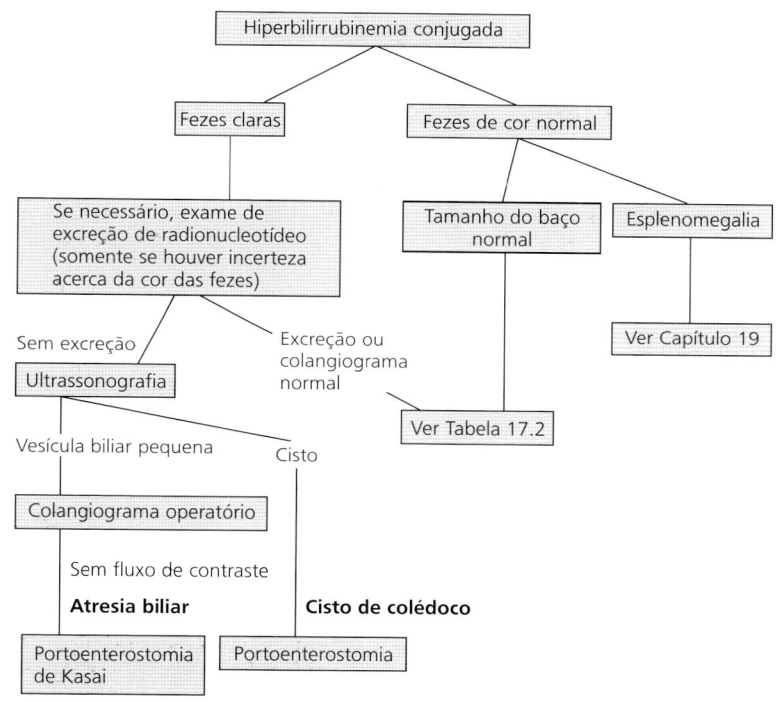

```
                    Hiperbilirrubinemia conjugada
                           /              \
                    Fezes claras      Fezes de cor normal
                         |                /            \
              Se necessário, exame de   Tamanho do baço   Esplenomegalia
              excreção de radionucleotídeo    normal            |
              (somente se houver incerteza                 Ver Capítulo 19
              acerca da cor das fezes)
                /        |           \
         Sem excreção    |      Excreção ou
         Ultrassonografia       colangiograma
                                normal
                                         |
                                   Ver Tabela 17.2
         Vesícula biliar pequena   Cisto
              |
         Colangiograma operatório
              |
         Sem fluxo de contraste
         **Atresia biliar**          **Cisto de colédoco**
              |                            |
         Portoenterostomia            Portoenterostomia
         de Kasai
```

Algoritmo 17.2 Investigando hiperbilirrubinemia conjugada às 2 semanas de idade.

Tabela 17.1 Diagnóstico diferencial de hiperbilirrubinemia não conjugada e investigações recomendadas

Diagnóstico diferencial	Investigação	Resultados
Icterícia fisiológica	Bilirrubina fracionada	Bilirrubina não conjugada levemente elevada
Icterícia causada pelo leite materno	Bilirrubina fracionada	Bilirrubina não conjugada levemente elevada
Sepse	Sangue, urina, cultura de CSF, radiografia de tórax	Cultura positiva ou alterações nos raios X
Hemólise	Hemograma completo	Anemia com células vermelhas fragmentadas
	LDH	LDH elevado
	Contagem de reticulócitos	Contagem alta de reticulócitos
	Haptoglobinas	Haptoglobinas baixas
Hipotireoidismo	TFTs	TSH alto
		T4 baixo
Estenose pilórica	Exame de ultrassonografia	Espessamento do músculo piloro gástrico Peristaltismo gástrico excessivo
Síndrome de Gilbert	Bilirrubina fracionada	Hiperbilirrubinemia não conjugada leve
Crigle-Najjar I e II	Bilirrubina fracionada	Hiperbilirrubinemia não conjugada significativamente aumentada, requerendo tratamento (veja Algoritmo 17.1)

CSF, líquido cefalorraquidiano; LDH, desidrogenase láctica; TFT, teste de função da tireoide; TSH, hormônio estimulador da tireoide.

Tabela 17.2 Diagnóstico diferencial de hiperbilirrubinemia conjugada quando tiver sido excluída atresia biliar e investigações e tratamento recomendados

Diagnóstico diferencial	Investigação	Resultados	Tratamento específico
Deficiência de alfa 1-antitripsina	Nível e fenótipo da proteína	Nível de alfa 1-antitripsina baixo Fenótipo PiZZ	Manejo geral da colestase (veja adiante)
Hipotireoidismo	TFTs	TSH elevado T4 baixo	Substituição da tiroxina
Hipopituitarismo	TFT, cortisol, glicose	TSH baixo, cortisol, Hipoglicemia	Repor deficiência hormonal
Galactosemia	Substâncias redutoras na urina Plasma Gal-1-Put	Substâncias redutoras positivas Ausente ou reduzido Gal-1-Put detectado	Dieta isenta de galactose
Tirosinemia	Succinil-acetona na urina DNA	Succinil-acetona alta Mutações em *FAH*	NTBC (nitisinona), dieta com baixo teor de tirosina
Síndrome de Alagille	Ecocardiograma Raios X das vértebras torácicas Exame com lâmpada de fenda DNA	Estenose pulmonar periférica, vértebras torácicas em forma de borboleta Embriotoxo posterior Mutações de JAG1 ou NOTCH2	Manejo da colestase (veja adiante)

Tabela 17.2 *(Cont.)*

Diagnóstico diferencial	Investigação	Resultados	Tratamento específico
Infecção congênita	Sorologia da urina e sangue, PCR-CMV, toxoplasma	Teste positivo	Ganciclovir pode ser benéfico para CMV congênito
Colestase intra-hepática familiar progressiva tipos 1 e 2	GGT	Colestase com GGT baixa	Manejo da colestase (veja adiante)
	Biópsia do fígado	Achados específicos na histologia	
	DNA99	Mutação em ATP8B1 ou ABCB11	
Artrogripose, síndrome colestática com disfunção renal (ARC)	GGT	Colestase com GGT baixa	Manejo da colestase (veja aduante)
	DNA	Mutação em VPS33B ou VIPAR	
Doença de armazenamento, p. ex., Neimann Pick C	Biópsia do fígado	Células de armazenamento na medula óssea e biópsia do fígado (pode ser difícil detectar em crianças pequenas)	Manejo da colestase (veja adiante)
	Biópsia da medula óssea		
	Coloração de filipina	Coloração de filipina na cultura de fibroblastos positiva	
	DNA	Mutação em NPC1 e 2	
Distúrbios da síntese do sal biliar	Sais biliares urinários (não fidedigno se no ácido ursodesoxicólico)	Picos anormais na espectrometria de massa da urina	Ácido cólico
	DNA	Mutação em AKR1D1	

Deficiência de citrina	Aminoácidos no plasma e urina	Aumento plasmático e citrulina e arginina na urina	Tratamento de suporte com manejo da colestase
	DNA	Mutação em SLC25A13	
Distúrbios peroxissômicos	Ácidos graxos de cadeia muito longa no plasma	Níveis altos de ácidos graxos de cadeia muito longa	Paliativo
	DNA	Mutação nos genes PEX	
Falência intestinal – associada à doença hepática	Biópsia do fígado	Achados específicos na biópsia do fígado	Ácido ursodesoxicólico
			Encorajar dieta enteral
			Tratamento imediato da sepse

CMV, citomegalovírus; GGT, gama-glutamil transpeptidase; PCR, reação em cadeia da polimerase; TFT, teste de função da tireoide; TSH, hormônio estimulador da tireoide.

Informações: Atresia biliar

Um bebê com hiperbilirrubinemia conjugada deve ser investigado para atresia biliar em uma unidade especializada em fígado. A atresia biliar é uma colangiopatia obliterante progressiva que impede o fluxo biliar para o intestino. A etiologia não é clara, mas pode ser uma interação complexa entre predisposição genética, potencial imunológico e agentes infecciosos. Em até 20% dos casos existem poliesplenia, veia porta pré-duodenal e defeitos cardíacos.

Os sinais clínicos incluem baixo ganho ponderal, fezes claras, urina escura (Figura 17.1). A ultrassonografia pode revelar uma vesícula biliar ausente ou pequena (Figura 17.2).

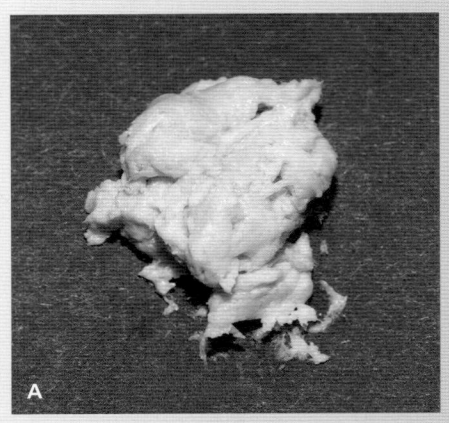

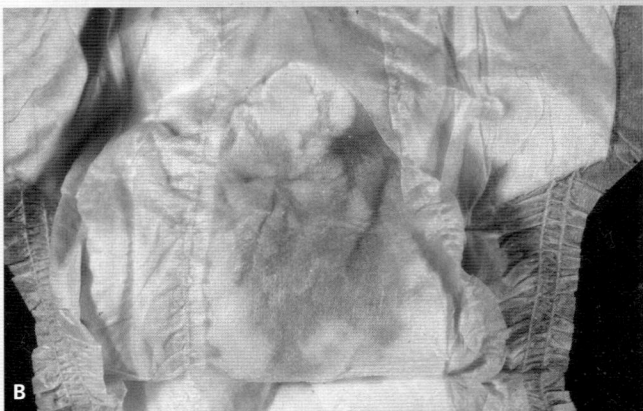

Figura 17.1 (A, B) Fezes claras e urina escura. Em bebês com obstrução do fluxo biliar, como na atresia biliar, a urina é escura, e as fezes, claras. Na atresia biliar as fezes podem descorar gradualmente até ficarem brancas por volta de 6 semanas de vida. (Ver *Prancha* em *Cores.*)

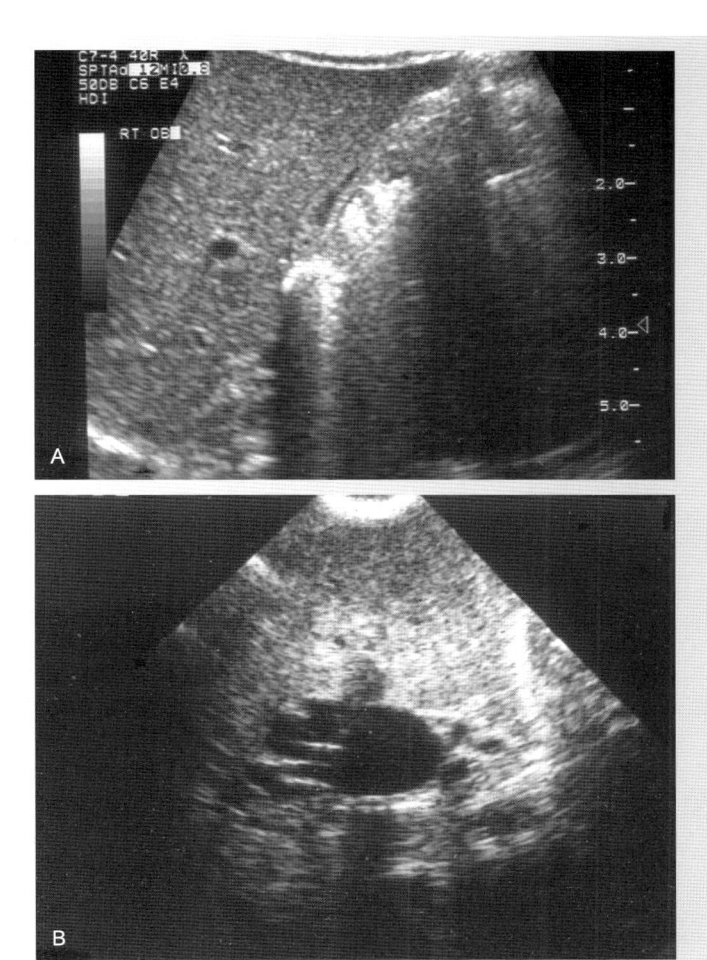

Figura 17.2 Imagens de exame de ultrassonografia mostrando (A) vesícula biliar ausente após jejum de 4 horas na atresia biliar e (B) uma lesão redonda ecoluzente no cisto de colédoco.

Conduta
- A portoenterostomia de Kasai é um procedimento cirúrgico paliativo para restabelecer o fluxo da bile e tem mais sucesso quando realizada cedo (preferencialmente antes de 60 dias). Portanto, é importante identificar precocemente os bebês com atresia biliar
- Uma Kasai de sucesso é obtida em, aproximadamente, 60% dos casos e é definida com uma bilirrubina normal 6 meses após o procedimento. Bebês com cirugia sem sucesso precisam de transplante de fígado no primeiro ano de vida

(Continua)

- Noventa por cento das crianças com uma Kasai bem-sucedida desenvolvem cirrose e hipertensão porta e requerem acompanhamento a longo prazo para manejar doença hepática crônica e têm necessidade de transplante de fígado
- Se houver febre, irritabilidade, dor abdominal ou fezes claras pós-Kasai, tratar como colangite com 10-14 dias de antibióticos IV, p. ex., Tazocin 90 mg/kg/dose (3×/dia)
- Colangite é a causa principal de descompensação hepática e transplante

Conduta

Colestase

- Assegurar a nutrição ideal para tratar a má absorção de gordura
- Vitaminas lipossolúveis: doses recomendadas de vitamina na infância:
  - Vitamina A 5.000 unidades 1 vez ao dia
  - Vitamina E 50 mg 1 vez ao dia
  - Alfacalcidol 100 ng/kg 1 vez ao dia
  - Vitamina K 1 mg diariamente
- Tratar prurido que causa perda do sono e interferência nas atividades diárias (veja Capítulo 24)
- Transplante de fígado na doença hepática descompensada, baixo ganho ponderal, apesar do apoio nutricional intensivo ou prurido intratável

---

Informações: Colestase com baixa GGT

Na maioria dos casos de colestase a GGT é alta. Colestase com baixa GGT sugere defeitos no transporte do sal biliar: colestase intra-hepática familiar progressiva (PFIC) 1 e 2 (mutações em *ATP8B7* e *ABCB11*, respectivamente), distúrbio da síntese do sal biliar (*AKR1D1*) ou síndrome ARC (*VPS33B* ou *VIPAR*). Estes distúrbios apresentam icterícia, doença hepática progressiva, prurido ou deficiência de vitamina lipossolúvel.

Características clínicas
- PFIC1: diarreia (que pode apenas ser evidente após o transplante) e surdez
- Síndrome ARC: artrogripose, deficiência renal e função plaquetária insuficiente que impede a biópsia do fígado

Manejo
- Suporte nutricional
- Manejo da colestase
- Suplementação dos sais biliares (ácido cólico) em defeitos na síntese do sal biliar

Resultados
- PFIC1 e 2: frequentemente é necessário transplante durante a infância
- Síndrome ARC: ocorre morte no primeiro ano de vida
- Defeitos no transporte do sal biliar: a doença hepática se estabiliza com suplementação de ácido cólico, e o transplante pode não ser necessário

---

Informações: Síndrome de Alagille

Esta doença autossômica dominante (mutações em *JAG1* e *NOTCH2*) possui uma apresentação fenotípica diversa.

Características clínicas
- Colestase
- Dismorfismo com testa larga
- Hipertelorismo e queixo pontudo
- Anomalias esqueléticas, incluindo vértebras em borboleta
- Embriotoxon posterior nos olhos
- Doença cardíaca com estenose pulmonar periférica
- Baixo ganho ponderal
- Má absorção de gordura, deficiência de vitamina lipossolúvel
- Prurido

Manejo
- Suporte nutricional
- Transplante de fígado raramente é necessário

Informações: Deficiência de alfa 1-antitripsina (deficiência de A1AT)

Esta é a doença hepática autossômica recessiva herdada mais comum em caucasianos.
   O fenótipo da proteína PiZZ está associado à doença hepática.

Características clínicas
- Colestase no recém-nascido
- Avaliações de hipertensão porta ou função hepática anormal na infância

(Continua)

> **Manejo**
> - Manejo da colestase
>
> **Resultados**
> - A colestase se resolve na maioria
> - O acompanhamento a longo prazo é necessário para identificar doença hepática progressiva, que pode requerer tratamento para hipertensão porta e transplante de fígado

Nutrição

A nutrição é parte essencial no manejo de crianças com doença hepática e melhora os resultados. A colestase reduz a absorção dos triglicerídeos de cadeia longa (LCTs), e, portanto, a fórmula com um conteúdo mais elevado de triglicerídeos de cadeia média (MCTs) é necessária (veja Tabela 17.3). Uma história alimentar pode indicar que uma criança está tendo uma boa ingestão de alimentos, mas as altas exigências de energia da doença hepática combinadas com a falta de absorção de LCT significa que a criança pode não crescer adequadamente.

O peso para a idade não é um indicador confiável do progresso nutricional porque organomegalia, ascite e edema podem mascarar a perda de peso. A circunferência seriada do braço médio e a prega cutânea do tríceps estimam a massa muscular e as reservas de gordura e declinam antes que as alterações no peso ou altura sejam aparentes, já que não são influenciadas pelo edema.

As necessidades nutricionais para bebês com doença hepática colestática são:
- Aumentar aporte energético para 100-150 kcal/kg/dia
- 10% de aporte a partir da proteína ou 3-6 g de proteína/kg/dia
- 30-50% de aporte a partir da gordura, 30-70% de gordura como MCT

Tabela 17.3 Produtos usados na doença hepática pediátrica (por 100 mls)

Alimento	Kcals	Proteína (g)	Gordura (% MCT)	Na (mmol)	EFAs $\Omega 6:\Omega 3$
Pregestimil	68	1,9	55%	1,3	16,8:1
Peptijúnior	67	1,8	50%	0,9	5,4:1
Infatrini	100	2,6	50%	1,4	4,18:1
Peptisorb					
Heparon Júnior	86,4	2	50%	0,56	
Peptídeo MCT	68	2	75%	1,5	6,9:1
Alimento modular	70-200	Flexível	0-100%	0-1,5 mmol/ kg	Nenhum

EFAs, ácidos graxos essenciais.

Se alimentação com fórmula normal para bebês

Se o bebê tiver um nível de bilirrubina maior do que 70 µmol/L com crescimento deficiente e/ou excesso de alimentação com fórmula normal, mudar para um alimento contendo MCT até que a colestase se resolva. Se persistir ganho de peso insuficiente, concentrar a fórmula e acrescentar calorias de polímeros de carboidrato e emulsões de gordura.

Se alimentação ao seio

Continuar alimentação ao seio. Se o bebê exibir crescimento deficiente, alternar o seio e a mamadeira com alimentos com fórmula com MCT, oferecer, aproximadamente, metade das necessidades do bebê pela fórmula com MCT, isto é, 75-90 mL/kg/dia.

Uso de uma alimentação modular

Os bebês com doença hepática descompensada podem requerer alimentação modular em que líquidos, sódio ou proteína são prescritos separadamente. Usada, quando é necessária, concentração calórica (até 2 kcal/mL)/pequeno volume de alimentação.

Dieta de desmame

Desmamar conforme o normal aos 6 meses, exceto pelo uso de fórmula com MCT misturada com alimentos secos para bebês e cereais.

Leitura adicional

Hartley J, Davenport M, Kelly D. Atresia biliar. *Lancet* 2009;374:1704-1713

Links importantes na *web*

Diretrizes do BSPGHAN para investigação de icterícia conjugada:
http://www.bspghan.org.uk/document/liver/InvestigationofNeonatalConjugated hyperbilirubinaemia.pdf
Informações para as famílias sobre todas as causas de colestase:
http://www.childliverdisease.org/content/414/Liver-Diseases-Jaundice-in-Babies
Diretrizes do NICE para colestase neonatal:
http://guidance.nice.org.uk/CG98/Guidance/pdf/English; as páginas 14-29 apresentam gráficos de fototerapia.

Bebê agudamente doente

CAPÍTULO 18

A disfunção hepática aguda ou falência hepática em um bebê deve ser investigada e tratada em unidade hepática pediátrica especializada. A disfunção hepática aguda pode-se apresentar no período neonatal secundariamente a uma doença metabólica ou a uma infecção intrauterina, ou pode-se desenvolver no desmame.

Características importantes da história
- Consanguinidade
- Irmãos afetados
- Abortos
- História da gravidez e nascimento
- Histórias nutricional e de jejum
- Dificuldades na alimentação ou vômitos: pode indicar encefalopatia em recém-nascidos

Avaliação e investigações clínicas
- Tamanho do fígado e baço
- Taquipneia
- Neurologia anormal
- Infecção intercorrente
- Urina em alguns distúrbios do ciclo da ureia possui odor incomum

O Algoritmo 18.1 e as Tabelas 18.1 a 18.3 resumem o diagnóstico diferencial, investigações, tratamento e resultados. veja Capítulo 30 para tratamento da falência hepática.

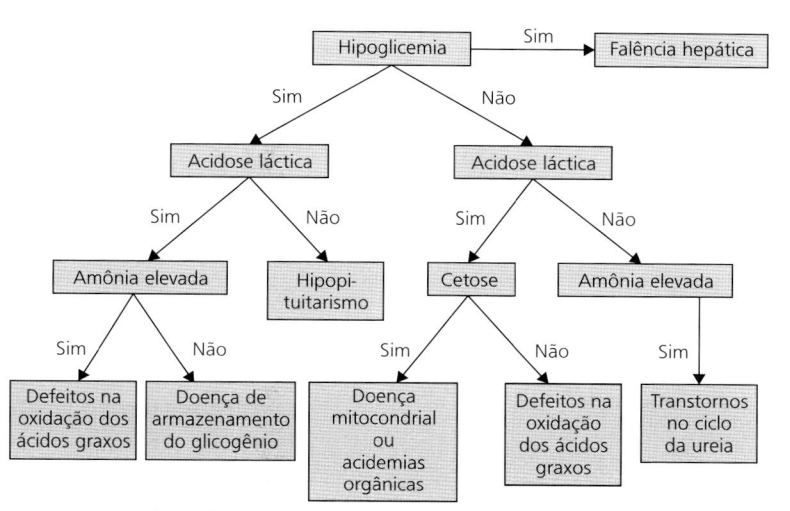

Algoritmo 18.1 Investigações para suspeita de doença metabólica.

Tabela 18.1 Diagnóstico diferencial, investigações, tratamento e resultados na doença hepática aguda presente em recém-nascidos

Diagnóstico diferencial	Investigações	Tratamento específico e resultados
Herpes simples	PCR no sangue e urina Imunofluorescência de esfregaços da vesícula	Aciclovir (20 mg/kg de 8 em 8 horas por 14 dias) Doença multissistêmica com alta mortalidade
Adenovírus	PCR no sangue	Cidofovir (5 mg/kg semanalmente, requer pré-tratamento com probenicid e hiper-hidratação) Resultados dependem da gravidade da infecção viral
ECHO-vírus	PCR nas fezes	Tratamento de suporte, transplante de fígado Sobrevivência depende da gravidade da infecção viral

(Continua)

Tabela 18.1 *(Cont.)*

Diagnóstico diferencial	Investigações	Tratamento específico e resultados
Vírus Coxsackie	PCR nas fezes	Tratamento de suporte, transplante de fígado
		Sobrevivência depende da gravidade da infecção viral
Parvovírus	PCR no sangue	Tratamento de suporte, transplante de fígado
		Sobrevivência depende da gravidade da infecção viral
Hemocromatose neonatal	Biópsia do lábio: ferro nas glândulas salivares	Coquetel antioxidante, plasmaférese e imunoglobulinas (tratamento médico apenas efetivo em casos leves), transplante de fígado
	Imagens de MRI T2: alto conteúdo de ferro no pâncreas e fígado quando comparado ao baço	
Doença mitocondrial	Alto lactato no sangue e líquido cefalorraquidiano (CSF)	Doença multissistêmica progressiva, com risco de vida
	Biópsia do músculo (gotas de gordura e fibras vermelhas esfarrapadas)	Transplante de fígado é contraindicado
		Cuidados paliativos
	DNA mitocondrial do sangue, fígado ou músculo	
	EEG	
Galactosemia	Substâncias redutoras na urina, galactose-1-fostato uridil transferase	Dieta isenta de galactose
		Estabilização a longo prazo com dieta, mas dificuldades de aprendizagem e infertilidade são comuns

Tabela 18.1 *(Cont.)*

Diagnóstico diferencial	Investigações	Tratamento específico e resultados
Distúrbios do ciclo da ureia	Amônia elevada Aminoácidos plasmáticos	Tratamento de emergência da hiperamonemia: veja sinais de alerta
		Transplante de hepatócitos como uma terapia de resgate Tratamento de manutenção: dieta restrita em proteína
		Transplante de fígado para complicações
		A maioria dos recém-nascidos morre na abertura do quadro ou tem anormalidades neurológicas
		Risco por toda a vida de coma por hiperamonemia
Defeitos na oxidação dos ácidos graxos	Acil carnitinas, baixa carnitina, acidose láctica, amônia elevada, creatinina cinase elevada	Evitar jejum utilizando alimentação nasogástrica e amido de milho
		Sessenta por cento de mortalidade na abertura do quadro
		Naqueles que sobrevivem, o resultado a longo prazo é bom
Acidemias orgânicas	Acidose, hiperamonemia, ácidos orgânicos na urina	Tratamento de emergência de hiperamonemia (veja sinais de alerta)
		Corrigir hipoglicemia e acidose, carnitina (200 mg/kg/dia) e metronidazol (20 mg/kg/dia) na doença aguda
		Manutenção com proteína baixa, dieta de alta caloria

(Continua)

Tabela 18.1 *(Cont.)*

Diagnóstico diferencial	Investigações	Tratamento específico e resultados
		Vulnerável ao desenvolvimento de doença neurológica, derrame, alterações nos gânglios da base e atraso do desenvolvimento na infância. Transplante de fígado no início da infância pode prevenir a deterioração neurológica
Síndrome de glicoproteínas deficientes em carboidrato (CDG)	Eletroforese da transferrina DNA	Terapia de suporte Manose na CDG Ib Sobrevivência além de 2 anos é rara Naqueles com CDG Ib, existe doença hepática progressiva
Linfo-histiocitose hemofagocítica familiar	Triglicerídeos elevados, fibrinogênio baixo e coagulopatia, albumina e sódio baixos DNA (cinco genes diferentes)	Quimioterapia (esteroides e etoposida), mas recaída é comum Transplante de células-tronco pode ser curativo Transplante de fígado é contraindicado
Doença de armazenamento do glicogênio	Hipoglicemia, acidose, triglicerídeos elevados, ácido úrico elevado DNA	Prevenir hipoglicemia com alimentação frequente, alimentação nasogástrica durante a noite ou amido de milho Transplante de fígado quando há desenvolvimento de adenomas hepáticos ou controle metabólico pobre

EEG, eletroencefalograma; PCR, reação em cadeia da polimerase.

Tabela 18.2 Diagnóstico diferencial, investigações, tratamento e resultados na doença hepática aguda se apresentando na segunda infância

Diagnóstico diferencial	Investigações	Tratamento específico e resultados
Tirosinemia tipo 1	Succinil acetona urinária elevada, alfafetoproteína elevada (40.000-70.000kU/L), aumento de tirosina, fenilalanina, metionina plasmáticas, disfunção tubular renal proximal, cardiomiopatia, raquitismo	NTBC (nitisinona) (1 mg/kg/dia) com restrição dietética de fenilalanina e tirosina Sem tratamento existe uma taxa de mortalidade de 80% e alto risco de carcinoma hepatocelular NTBC estabiliza as características clínicas dentro de poucos dias, e transplante de fígado é raramente indicado
Doença de armazenamento do glicogênio	Veja Tabela 18.1	
Intolerância hereditária à frutose (apresenta-se no desmame com a introdução de alimentos contendo frutose)	Deficiência enzimática no fígado ou mucosa intestinal, DNA, hipoglicemia, acidose láctica, aminoacidúria anemia, trombocitopenia	Excluir frutose, sucrose e sorbitol da dieta por toda a vida

Tabela 18.3 Diagnóstico diferencial, investigações, tratamento e resultados na doença hepática aguda que se apresenta com ascite neonatal ou hidropsia

Diagnóstico diferencial	Investigações	Tratamento específico e resultados
Doença do armazenamento lisossômico (Niemann Pick C, doença de Gaucher e Wolman)	Glicocerebrosidase (de leucócitos ou fibroblastos), células de armazenamento na medula óssea ou biópsia do fígado, DNA, calcificação suprarrenal na doença de Wolman	Doença de Gaucher: terapia com enzima recombinante com boa sobrevivência a longo prazo no tipo 1 (mais comum) Niemann Pick C: reposição enzimática, paliativo em razão da deterioração neurológica progressiva nas 3 primeiras décadas (veja Informações: Neimann Pick C tipo 1) Doença de Wolman: terapia de suporte, transplante de fígado para falência hepática, terapia de reposição enzimática Morte na infância é comum
Citomegalovírus (CMV)	PCR da urina e sangue	Geralmente autolimitada, mas ganciclovir (5 mg/kg de 12 em 12 horas) pode ser útil em falência hepática, retinite e para prevenir perda da audição
Toxoplasmose	Sorologia	Espiramicina (50 mg/kg de 12 em 12 horas) pode prevenir progressão

Tabela 18.3 *(Cont.)*		
Diagnóstico diferencial	Investigações	Tratamento específico e resultados
Sífilis	Teste laboratorial para pesquisa de doença venérea (VDRL) e anticorpos antitreponema	Benzilpenicilina (25 mg/kg de 12 em 12 horas)
Tirosinemia	Veja Tabela 18.2	
Doença mitocondrial	Veja Tabela 18.1	
Síndrome de glicoproteínas deficientes em carboidrato	Veja Tabela 18.1	
Insuficiência cardíaca	Ecocardiografia	Diuréticos, tratamento cardíaco corretivo
Hemangioendotelioma	Exame de ultrassonografia, ecocardiografia	Diuréticos, esteroides, embolização de vasos alimentadores, transplante de fígado
	Hemólise, RM com angiografia MR	
PCR, reação em cadeia da polimerase.		

Investigações iniciais para estabelecer se existe falência hepática
- Tempo de protrombina
- Glicemia
- Bilirrubina total e frações
- Transaminases
- Albumina (ALB)

Conduta
- Interromper alimentação
- Oferecer hidratação IV até ser excluída galactosemia, tirosinemia e distúrbios do ciclo da ureia
- Tratar falência hepática aguda, se coagulação anormal (PT elevado) (veja Capítulo 30)
- Manter açúcares do sangue na faixa normal com glicose intravenosa

Conduta específica

Hemocromatose neonatal

É uma doença hepática aloimune que cursa com sobrecarga de ferro poupando o sistema reticuloendotelial. O diagnóstico está fundamentado na deposição de ferro no fígado e órgãos extra-hepáticos, como o pâncreas e o cérebro.

Sinal de alerta: Armadilhas na interpretação dos níveis de ferritina ▶
• Uma ferritina elevada (> 1.000µg/L; variação normal 32-233 µg/L) é indicativa de hemocromatose neonatal, mas pode estar elevada em necrose hepática, como no herpes simples, e não é diagnóstica.

Um coquetel antioxidante pode estabilizar a doença se leve ou possibilitar a sobrevivência até o transplante de fígado:
- N-acetilcisteína: oral 140 mg/kg/dia no dia 1, seguida de 70 mg/kg/dia por até 3 semanas, dividida em 3 doses
- Selênio: IV 3 µg/kg/dia durante 24 horas (a menos que em nutrição parenteral)
- Alfa-tocoferil acetato: oralmente 25 mg/kg/dia por 6 semanas
- Prostaglandina E1 (Alprotadil): IV 0,4 µg/kg/hora, que pode ser aumentada para 0,6 µg/kg/hora, se tolerada
- Desferrioxamina: IV 30 mg/kg/dia por 8 horas até que a ferritina sérica seja < 500 µg/L

Plasmaférese para reduzir o nível de anticorpos circulantes seguida de infusões de imunoglobulina também pode ser benéfica.

Frequentemente é necessário transplante de fígado.

Em gestações subsequentes as mulheres devem ser aconselhadas a receber infusões de imunoglobulina a partir das 18 semanas de gestação para prevenir recorrência.

Doença mitocondrial

Esta doença multissistêmica, com risco de vida, apresenta falência hepática aguda. Deve ser suspeitada em qualquer bebê com lactato alto após ressuscitação.

Ela pode-se apresentar na segunda infância com atraso do desenvolvimento e epilepsia. Existem numerosos defeitos mitocondriais. O DNA mitocondrial do sangue e músculo pode identificar o defeito metabólico e possibilitar o aconselhamento e teste pré-natal.

Herpes simples neonatal

Herpes simples é uma doença multissistêmica que pode ser fatal. Todos os recém-nascidos com falência hepática devem receber aciclovir até que os resultados das investigações sejam conhecidos.

Sinal de alerta: Conduta na hiperamonemia ▶

• Interromper proteína
• Se amônia > 200 µmol/L:
  ○ Dextrose IV 10%
  ○ Benzoato de sódio:
    – Dose de ataque 250 mg/kg
    – Infusão contínua 250 mg/kg/dia
  ○ Arginina em dextrose 10%:
    – Dose de ataque 350 mg/kg por 2 horas
    – Infusão contínua 350 mg/kg/dia
• Se amônia > 400 µmol/L ou aumentando:
  ○ Diálise
  ○ Infusão contínua de fenilbutirato de sódio 250 mg/kg/dia
  ○ Repetir dose de ataque de arginina e benzoato de sódio

Bebê com esplenomegalia

CAPÍTULO 19

O baço não deve ser palpável; portanto, esplenomegalia requer maior investigação.

História
- História familiar, consanguinidade, mortes neonatais ou abortos
- Déficit de crescimento ou perda de peso
- Doenças prévias ou hipoglicemia
- Icterícia
- Hematomas/epistaxe

Diagnóstico diferencial
- Infecção:
    - Infecção congênita [rubéola, citomegalovírus (CMV), toxoplasmose]
    - Vírus Epstein-Barr (EBV)
    - CMV (adquirido)
- Hematológico:
    - Doença falciforme
    - Talassemia
    - Trombocitopenia autoimune ou anemia hemolítica
- Hipertensão porta: causa de doença hepática crônica ou obstrução venosa portal extra-hepática
- Malignidade:
    - Leucemia
    - Linfoma

- Doenças de armazenamento: Niemann Pick C, doença de Wolman
- Distúrbios na biogênese peroxissômica: síndrome de Zellweger

Investigações
- Sangue:
  - FBC, esfregaço de sangue, contagem de reticulócitos: hematológica ou hiperesplenismo
  - LFTs, protrombina: doença hepática aguda ou crônica
  - Glicose, lactato, urato, ácidos graxos livres, 3-hidroxibutirato, colesterol e triglicerídeos, creatininocinase: doença de armazenamento do glicogênio
  - Esfingomielinase: Neiman Pick tipo A
  - Ácidos graxos de cadeia muito longa (VLCFA): doença de Zellweger
  - Sorologia da hepatite A, CMV e EBV PCR
  - Lipase ácida lisossomal para doença de Wolman
- Urina: ácido vanilmandélico no neuroblastoma
- Biópsia hepática: histologia – células de armazenamento, embora em recém-nascidos elas não sejam frequentemente vistas, ou glicogênio
- Ultrassonografia:
  - Hipertensão porta: varizes, veia porta pequena, índice resistivo hepático alto
  - Linfonodos aumentados no linfoma ou massas ao longo da cadeia simpática no neuroblastoma
  - Malformação cística dos rins e cérebro na síndrome de Zellweger
- Raios X:
  - Calcificação suprarrenal na doença de Wolman
  - Calcificação epifisária na síndrome de Zellweger
- Aspirado de medula óssea: células de armazenamento de Neiman Pick C
- Investigação genética: Nieman Pick C, doença de Wolman, síndrome de Zellweger
- Estudos de fibroblastos: Niemann Pick C (teste de Filipin), doença de Wolman

> **Informações: Neiman Pick tipo 1**
>
> Esta é uma anormalidade da esterificação do colesterol causada por mutações em *NPC1* ou *NPC2*.
>
> A apresentação é com icterícia prolongada, hepatomegalia e esplenomegalia acentuada e ascite fetal. A doença hepática se resolve, mas a esplenomegalia aumenta.
>
> Atraso no desenvolvimento, ataxia, convulsões e oftalmoplegia supranuclear vertical desenvolvem-se dentro de 1 a 3 décadas. A maioria morre na infância ou início da adolescência de pneumonia.
>
> A doença hepática neonatal pode ser fatal, mas a colestase pode melhorar. A terapia de substituição enzimática está agora disponível para aqueles que desenvolvem sinais precoces de progressão neurológica (Miglustat). O transplante de fígado ou medula óssea não é curativo.

Leitura adicional

Shanmugan NP, Bansal S, Greenough A, Verma A, Dhawan A. Falência hepática neonatal: etiologias e manejo avançado. *Eur J Pediatr* 2011;170:573-581

Links importantes na *web*

http://www.climb,org.uk/
www.neonatalhemochromatosis.org

Bebê com distensão abdominal por causa hepática

CAPÍTULO 20

Causas
Possíveis causas hepáticas de distensão abdominal são:
- Fluido: ascite
- Tumor: distensão abdominal pode ser o quadro de apresentação (Figura 20.1)
- Organomegalia em razão da doença hepática, distúrbios de armazenamento ou esplenomegalia

História
- Doença hepática
- Atraso no desenvolvimento
- Dismorfismo
- Dor abdominal
- Hematoma
- Perda de peso

Hepatoblastoma está associado à hemi-hipertrofia, à história familiar de polipose adenomatosa familiar (FAP) decorrente de a mutações no gene *APC* e à puberdade precoce

Exame
- Será identificada ascite por macicez móvel à percussão e sinal do piparote
- Organomegalia, dismorfismo, hemi-hipertrofia, dobras da orelha na síndrome de Beckwith-Weidermann
- Pode haver sinais periféricos de doença hepática crônica, como hipertensão porta com esplenomegalia subjacente

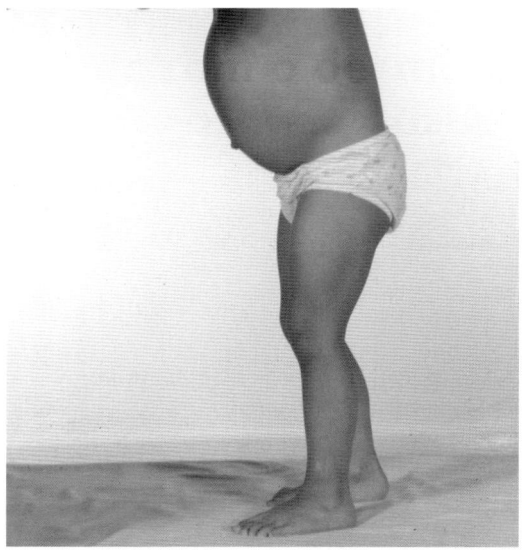

Figura 20.1 Aumento do fígado decorrente de tumor hepático. (Ver *Prancha* em *Cores*.)

Diagnóstico diferencial

- Ascite: doença hepática crônica de qualquer causa (pode ser ascite de início repentino após uma hemorragia por varizes ou sepse):
  - Insuficiência cardíaca
  - Síndrome de Budd-Chiari
- Ascite neonatal: veja Tabela 18.3
- Malignidade: hepatoblastoma, neuroblastoma, hemangioendotelioma (veja Capítulo 23), hamartoma mesenquimal
- Doença de armazenamento:
  - Neiman Pick A, B ou C
  - Doença de armazenamento do glicogênio

Investigações

- Bioquímica hepática: aspartato transaminase (AST), alanina transaminase (ALT) e bilirrubina são elevadas na doença hepática crônica e distúrbios de armazenamento. Elas são normais no hepatoblastoma
- Marcadores da síntese hepática: albumina e coagulação podem estar anormais na doença hepática crônica. Podem ser normais na apresentação tardia de Nieman Pick C
- FBC: as plaquetas podem estar reduzidas no hiperesplenismo; morfologia anormal dos linfócitos na doença de Wolman, trobocitose nos hepatoblastoma

Investigações sanguíneas específicas

- Lactato e lipídios altos para doença de armazenamento do glicogênio
- Marcadores tumorais: alfafetoproteína (AFP) é elevada em hepatoblastoma (NB: AFP é alta em recém-nascidos e cai com a idade)
- Punção ascítica: essencial para diagnosticar peritonite bacteriana numa criança com ascite e febre (veja Capítulo 25)
- Urina: catecolaminas (AVMs) elevadas em neuroblastoma, oligossacarídeos elevados em mucolipidoses e mucopolissacarídeos elevados em mucopolissacaridose
- Radiografia de abdome: calcificação suprarrenal da doença de Wolman
- Ultrassonografia: para identificar lesão expansiva hepática, confirmar organomegalia e marcar um ponto adequado para a punção ascítica
- Exame de CT ou MRI: morfologia e estágio do tumor e para identificar metástases extra-hepáticas
- Histologia: para confirmar grau e diagnóstico do tumor; identificar células de armazenamento
- Medula óssea: para identificar células de armazenamento lisossomais
- Cultura de fibroblastos: para identificar deficiência enzimática em doenças de armazenamento lisossomal
- DNA: mutações do gene *NPC1* e *2* para Neimann Pick C, anormalidade na transcrição genética na síndrome de Beckwith-Weidermann

Conduta

Ascite

- Diuréticos: a espironolactona (3 mg/kg) leva 2-3 dias para agir e, se resistente, furosemida (1-2 mg/kg)
- Reposição de albumina: 5 mL/kg 20% de solução de albumina humana (HAS) administrada por 4 horas com furosemida (1 mg/kg)
- Paracentese: ascite tensa com dispneia ou dor, remoção percutânea repondo metade do volume com HAS 4,5%

Informações: Malignidade hepática

Hepatoblastoma é o tumor hepático mais comum em indivíduos com menos de 5 anos. Está associado a:
- Síndrome de Beckwith-Weidermann
- Tumores de Wilms
- Polipose adenomatosa familiar (gene *FAP*)
- Hemi-hipertrofia

(Continua)

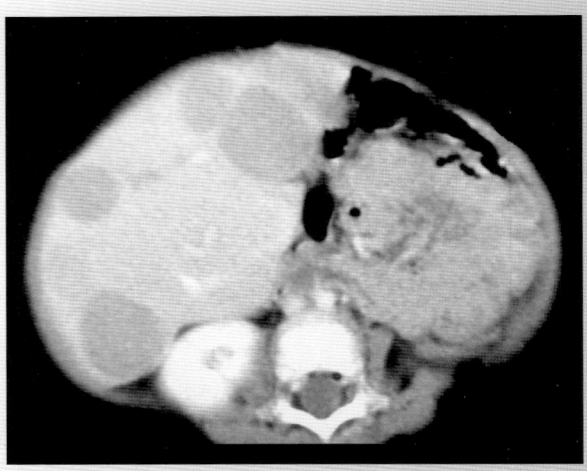

Figura 20.2 Exame de CT mostrando tumor em ambos os lobos do fígado e que é, portanto, não ressecável. (Fonte: Doenças do Fígado e Sistema Biliar em Crianças, Terceira Edição. Editado por Deirdre Kelly. Reproduzida, com permissão, de John Wiley & Sons Ltd.)

- Síndrome de Gardner
- Trissomias
- Síndrome alcoólica fetal

O hepatoblastoma é avaliado de acordo com a extensão do envolvimento hepático (Figura 20.2), e o grau determina o regime da quimioterapia (SIOPEL-3), o potencial para ressecção ou a necessidade de transplante de fígado. A resposta ao tratamento é monitorada usando AFP.

Carcinoma hepatocelular (HCC)

Raro na infância, mas pode ocorrer na cirrose, tirosinemia não tratada, hepatites B e C e colestase intra-hepática familiar progressiva (PFIC) tipo 2. Apresenta-se com dor abdominal e/ou massa, ou um aumento na AFP. É pouco responsivo à quimioterapia, mas o transplante de fígado pode ser uma opção, se não houver doença extra-hepática. O rastreio de HCC, usando AFP e exame de MRI, é necessário naqueles com risco alto.

Distúrbios de armazenamento lisossomal

Cursam com hepatomegalia e esplenomegalia com ou sem envolvimento neurológico no momento da apresentação (Tabela 20.1). Das doenças de armazenamento lisossomal, as manifestações hepáticas são mais comuns na doença de Gaucher, Neimann Pick C, doença de armazenamento de ésteres de colesterol e doença de Wolman.

Tabela 20.1 Características clínicas, investigações, tratamento e resultados em distúrbios do armazenamento lisossomal

Grupo da doença	Doença específica	Diagnóstico	Tratamento	Resultados
Esfingolipídio	Niemann Pick (NP) A, B, C	Hepatoesplenomegalia Identificar células de armazenamento do fígado, medula óssea ou duodeno Estudos de mutação: *NPA & B: SMPD1* NPC: *NPC1 e 2* Fibroblasto: coloração de filipina	Tipo A: paliativo Tipo B: tratamento dos sintomas respiratórios Tipo C: veja Informações: Neimann Pick C tipo 1	Tipo A: fatal na infância Tipo B: sobrevivência a longo prazo com enorme hepatoesplenomegalia Envolvimento do pulmão pode ser severo Tipo C: veja Informações: Niemann Pick C tipo 1
	Doença de Gaucher tipos 1, 2 e 3	Hepatoesplenomegalia, hiperesplenismo, nível de glicocerebrosidase em leucócitos, células de Gaucher na medula óssea, ACE aumentado Análise de mutação	Terapia com enzima recombinante tipos 1 e 3. O tipo 2 é somente de suporte	Tipos 1 e 3 podem ter vidas normais com tratamento. O tipo 2 é fatal na primeira infância com envolvimento neurológico progressivo

(Continua)

Tabela 20.1 *(Cont.)*

Grupo da doença	Doença específica	Diagnóstico	Tratamento	Resultados
	Doença de Wolman	Hepatoesplenomegalia, diarreia, calcificação suprarrenal, linfócitos vacuolados, células de armazenamento na medula óssea, fígado ou duodeno, hipertrigliceridemia, hipercolesterolemia	Reduzir lipídios com dieta de baixo teor de gordura e colestiramina	Veja Tabela 18.3
			De suporte	Morte na infância
Mucolipidose	Mucolipidose tipo 1	Hepatoesplenomegalia, mancha vermelho-cereja, atraso psicomotor, convulsões	Paliativo	Morte na infância, embora casos leves possam sobreviver até a idade adulta
Mucopolissacaridose	Doença de Hurler (MPS1)	Hepatoesplenomegalia, características faciais grosseiras, atraso psicomotor, mucopolissacarídeos na urina	Paliativo	Morte até 8-10 anos
	Ácido siálico	Hepatoesplenomegalia, características faciais grosseiras, retardo psicomotor, cardiomiopatia, mucopolissacarídeos na urina	Paliativo	Morte entre 1-5 anos

Links importantes na *web*

http://emedicine.medscape.com/article/986802-treatment#a1127
http://www.cancer.gov/cancertopics/pdq/treatment/childliver/Health Professional/page1

Criança mais velha com icterícia

CAPÍTULO 21

Características importantes da história
- Contato com infecção
- Fadiga, anorexia e dor abdominal vaga
- Distúrbios autoimunes/doença autoimune na família (doença celíaca, diabetes, hipotireoidismo)
- Colite ulcerativa: associada ao desenvolvimento de colangite esclerosante
- Deterioração no trabalho escolar e palavras mal articuladas: indicativo de doença de Wilson
- Introdução recente de nova medicação, incluindo antibióticos
- Perda de peso, palidez e hematomas podem ser indicativos de malignidade

Diagnóstico diferencial
Icterícia numa criança mais velha pode ser o primeiro sinal de doença hepática crônica (Tabela 21.1). É importante excluir síndrome de Gilbert, que se apresenta em adolescentes com icterícia não conjugada (veja Algoritmo 17.1). Os casos devem ser discutidos com um centro hepático pediátrico.

Conduta
- Tratamento de suporte para todas as condições com vitaminas lipossolúveis
- Suportes nutricional e antipruríticos
- Hepatite autoimune: veja Informações: Hepatites autoimunes I e II
- Colangite esclerosante: alta dose de ácido ursodesoxicólico 30 mg/kg/dia (± esteroides ou terapia para doença inflamatória intestinal, conforme necessário).
- Doença de Wilson: veja Informações: doença de Wilson

Tabela 21.1 Diagnóstico diferencial e investigações de crianças mais velhas com icterícia

Diagnóstico diferencial	Investigação
Infecção viral aguda A, B, E Vírus Epstein-Barr (EBV)	Sorologia, RNA ou DNA
Hepatite seronegativa	Por exclusão
Hepatite autoimune (AIH) Veja informações: Hepatites autoimunes I e II	AIH tipo 1: anticorpos antinucleares (ANA) e anticorpos do antimúsculo liso (SMA) positivo
	AIH tipo 2: Ac antimicrossomal fígado-rim (LKM) positivo
	IgG significativamente elevado
	Complementos C3 e C4 baixos
	Histologia: infiltrado de células plasmáticas do trato portal que extravasa no parênquima circundante (hepatite de interface), graus variados de colapso parenquimatoso e fibrose
Colangite esclerosante	pANCA positivo
	Ultrassonografia: vesícula biliar aumentada, e os ductos biliares podem estar dilatados e irregulares
	Colangiopancreatografia por ressonância magnética (MRCP): imagem em "colar de contas" das vias biliares
	Histologia: "fibrose em casca de cebola" em torno do ducto biliar
Doença de Wilson Veja informações: doença de Wilson	Cobre sérico elevado
	Ceruloplasmina baixa
	ANA e SMA ocasionalmente positivos
	IgG levemente aumentado
	Anemia hemolítica
	Fosfatase alcalina baixa
	DNA: mutações de *ATP7B*

(Continua)

Hepatologia

Tabela 21.1 *(Cont.)*

Diagnóstico diferencial	Investigação
	Urina: cobre na urina de 24 horas seguido por uma coleta de urina de 24 horas após penicilamina a 0 e 12 horas. Se elevada, é muito indicativa de doença de Wilson
	Alterações na MRI dos gânglios basais
	Oftalmologia: anéis de Kaiser-Fleisher
	Figura 21.1 Histologia: esteatose micro e macrovesicular com graus variados de inflamação portal e fibrose; corpos de Mallory, lipofuscina e cobre também serão vistos; fígado para cobre > 250 µg/g peso seco (normal < 55) é indicativo
Deficiência de alfa 1-antitripsina	Nível e fenótipo de alfa 1-antitripsina
Colestase intra-hepática recorrente benigna (BRIC)	Mutações de *ATP8B1*, *ABCB11*, *ABCB4*
Doença hepática induzida por droga (DILD)	Veja Informações: doença hepática induzida por droga
Leucemia, linfoma	Efeitos na medula óssea
	Histologia: infiltrado leucêmico

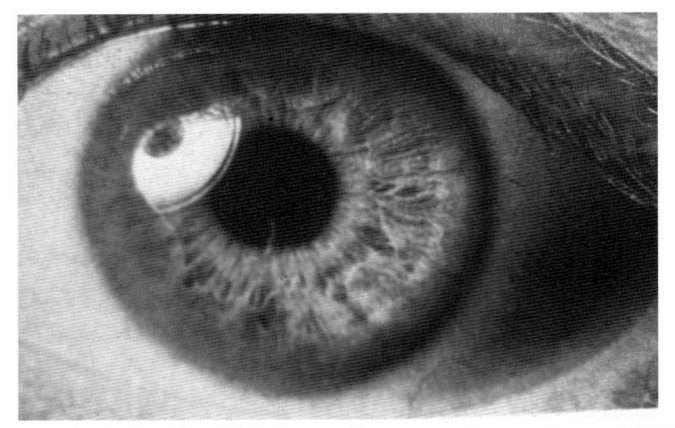

Figura 21.1 Anéis de Kaiser-Fleischer geralmente são vistos na doença de Wilson apenas após os de 7 anos de idade. (Ver *Prancha* em *Cores*.)

Informações: Hepatites autoimunes I e II

Características clínicas
Apresentação variável, ocorre em qualquer idade:
- Mal-estar
- Icterícia intermitente com dor abdominal e anorexia
- Esplenomegalia
- Insuficiência hepática aguda
- Associada a outros distúrbios autoimunes

Tratamento
- Prednisolona 2 mg/kg (máx. 40 mg) diariamente (com omeprazol 10-20 mg diariamente)
- Desmamar com reduções semanais, quando a bioquímica melhorar
- Acrescentar azatioprina 1 mg/kg, quando LFTs forem normais
- Checar resposta e supressão da medula óssea com exames de sangue semanais por 1 mês e depois a cada 3 meses

Indicações para transplante
- Insuficiência hepática fulminante
- Complicações de cirrose
- Falência da terapia clínica/efeitos colaterais intoleráveis 25% de recorrência de AIH após transplante.

Informações: Doença hepática induzida por droga

Características clínicas
- Pode ocorrer em qualquer momento após a terapia
- Apresenta-se com sintomas não específicos: febre, exantema e eosinofilia
- O envolvimento do fígado varia de transaminases anormais até falência hepática.

Diagnóstico
- Temporal relacionado com a ingestão da droga
- Excluir outras causas de doença hepática
- Histologia: necrose com infiltrado celular inflamatório em doença hepática aguda induzida por droga, colestase e lesão do ducto biliar; alterações granulomatosas com carbamazepina; características similares à hepatite autoimune, alteração gordurosa, fibrose ou dilatação sinusoidal na doença crônica

Conduta
- Retirada da droga
- N-acetilcistina na toxicidade por paracetamol
- Transplante para falência hepática aguda

Informações: Doença de Wilson

A doença de Wilson é um distúrbio recessivo autossômico *(ATPB7)* da metabolização do cobre no fígado, resultando em acúmulo de cobre tóxico dentro do fígado e do cérebro.

Características clínicas
- Crianças mais novas apresentam doença hepática, como hepatomegalia, icterícia, hepatite aguda ou crônica, insuficiência hepática, hipertensão porta e cirrose descompensada
- Adolescentes e adultos apresentam problemas neurológicos, como fala anormal, descoordenação, deterioração no trabalho escolar, tremor intencional

Tratamento
- Terapia de quelação com acetato de zinco (menos efeitos colaterais) (dose 1-6 anos, 25 mg 2 vezes ao dia; > 6 anos, se < 57 kg 25 mg 3 vezes ao dia; > 57 kg 50 mg 3 vezes ao dia) ou penicilamina, mas esta pode causar muitos efeitos colaterais, incluindo deterioração da função neurológica
- Transplante de fígado para insuficiência hepática aguda, ou sem resposta à terapia. O uso do escore da doença de Wilson pode ajudar a determinar a necessidade de transplante na insuficiência hepática aguda (leitura adicional)

Sinal de alerta: Drogas comuns que causam doença hepática ▶

- Colestase:
  - Co-amoxiclav
  - Eritromicina
  - Sulfonamidas
  - Cetoconazol
  - Carbamazepina
- Inflamação hepatocelular:
  - Paracetamol
  - Anti-inflamatórios não esteroides
  - Cefalosporina
  - Tetraciclinas causam infiltração gordurosa
  - Eritromicina
  - Cetoconazol
  - Carbamazepina
  - Fenitoína
  - Isoniazida
- Dano aos ductos biliares:
  - Fucloxacilina
  - Tetraciclina
  - Ampicilina/amoxicilina
  - Co-amoxiclav

Leitura adicional

European Association for Study of Liver. EASL Clinical Practice Guidelines: Wilson's disease. *J Hepatol* 2012;56:671-685

Hennes EM, Zeniya M, Czaja AL *et al.* Simplified criteria for the diagnosis of autoimmune hepatitis. *Hepatology* 2008;48:169-176

Murray KF, Hadzic N, Wirth S, Bassett M, Kelly D. Drug-related hepatotoxicity and acute liver failure. *J Pediatr Gastroenterol Nutr* 2008;47:395-405

Link importante na *web*

www.aasld.org/practiceguidelines/Documents/AIH2010.PDF

Criança mais velha agudamente doente

CAPÍTULO 22

Características importantes da história
- História médica prévia e medicações
- Deterioração no desempenho escolar e alterações na fala
- Atraso no desenvolvimento ou deterioração neurológica
- Distúrbio protrombótico conhecido
- Episódios prévios de icterícia
- Valproato de sódio recente

Diagnóstico diferencial
A história médica é útil no direcionamento da investigação e diagnóstico diferencial (Tabela 22.1). Em crianças com hepatite soronegativa sem história médica pregressa significativa, existe pouca chance de recuperação sem transplante de fígado.

Tabela 22.1 Diagnóstico diferencial, investigações específicas e tratamento da criança com disfunção hepática aguda

Diagnóstico diferencial	Investigações	Tratamento
Vírus das hepatites A,B,E, EBV, CMV, parvovírus	Sorologia viral HAV RNA, HBV DNA, HEV RNA	Resolve com tratamento conservador
Hepatite seronegativa	Anemia aplásica pode ocorrer com hepatite soronegativa pré- ou pós-transplante. Existe uma alta taxa de mortalidade.	Terapia de suporte. Setenta por cento requerem transplante de fígado
Hepatite autoimune tipo I ou II	Veja Tabela 21.1	Veja Capítulo 21, Informações: Hepatites autoimunes I e II
Doença de Wilson	Fosfatase alcalina baixa Hemólise Imunoglobulinas levemente elevadas ANA podem estar elevados Estimativa do cobre na urina	Acetato de zinco como agente quelante A apresentação aguda pode requerer transplante com máxima urgência Veja Capítulo 21, Informações: doença de Wilson
Doenças metabólicas, p. ex., doença do armazenamento do glicogênio (GSD)	Hipoglicemia, urato e lactato aumentados Ultrassonografia: hiperecoico em razão do acúmulo de gordura	Tratamento da hipoglicemia com amido de milho Em GSD tipo 1 a neutropenia pode requerer fator estimulador de colônias de granulócitos
Doença mitocondrial, p. ex., mutações de *POLG*	Lactato elevado	Sem terapia comprovada

(Continua)

Tabela 22.1 *(Cont.)*

Diagnóstico diferencial	Investigações	Tratamento
Superdosagem de paracetamol	Níveis elevados de paracetamol	Veja informações: Superdosagem de paracetamol
Doença hepática induzida por droga	História de ingestão de droga Biópsia do fígado pode ser diagnóstica Veja Capítulo 21, Informações: Doença hepática induzida por droga	Exclusão do agente causador
Anomalias vasculares, como síndrome de Budd-Chiari	Proteínas C e S, Fator V de Leiden, deficiência de antitrombina III, mutação do gene da protrombina fator II, anticorpos antifosfolipídios Ultrassonografia: para identificar obstrução ao fluxo venoso	Encaminhar para centro especializado para angioplastia *(stenting)* das veias hepáticas, usando um *shunt* portossistêmico intra-hepático transjugular (TiPPS) (*shunt* hepático artificial inserido percutaneamente pelas veias do pescoço) e anticoagulação padrão

---

Informações: superdosagem de paracetamol

- Determinar a partir da história:
  - Tempo de superdosagem e se foi escalonada
  - Ingestão de outras drogas ou álcool
  - História médica pregressa significativa
- 4 horas após a superdosagem, coletar sangue para:
  - Nível de paracetamol
  - LFT
  - Coagulação
  - U&E
  - Gasometria venosa
  - Glicemia

- Se uma superdosagem significativa, abertura tardia do quadro ou superdosagem escalonada, começar tratamento antes de avaliar os níveis de paracetamol

Tratamento
- N-acetilcisteína é um antídoto muito potente [para dose veja http://www2.pharmweb.net/pwmirror/pwy/paracetamol/chart.html] Ranitidina: intravenosa 3 mg/kg 3 vezes ao dia
- Vitamina K: 10 mg

A coagulação deve ser monitorada a cada 12 horas ou até que esteja estabilizando ou melhorando.

Os critérios para encaminhamento a um centro de transplante hepático pediátrico incluem:
- INR > 2,5
- Acidose
- Disfunção renal
- Encefalopatia
- Hipoglicemia
- Interromper N-acetilcisteína, quando o PT for < 18 (INR < 1,5).

Informações: Hepatite soronegativa
- Causa mais comum de "fígado agudo" no mundo
- Diagnóstico feito por exclusão
- Taxa de 70% de mortalidade sem transplante
- Anemia aplásica pode-se desenvolver pré- e pós-transplante

Conduta
Veja Capítulo 30.

Leitura adicional
Ferrier RE, Dear JW, Bateman DN. Management of paracetamol poisoning. *BMJ* 2011;342:1-9

Sundaram SS, Alonso EM, Narkewicz MR, Zhang S, Squires RH; Pediatric Acute Liver Failure Study Group. Characterization and outcomes of young infants with acute liver failure. *J Pediatr* 2011;159:813-818.e1

Links importantes na *web*
http://gut.bmj.com/content/45/suppl_6/VI.full
http://www.ninds.nih.gov/disorders/alpersdisease/alpersdisease.htm

Criança mais velha com causas hepáticas de distensão abdominal

CAPÍTULO 23

Distensão abdominal pode ser progressão de uma doença conhecida, p. ex., doença fibrocística, ou a apresentação inicial, p. ex., carcinoma hepatocelular (HCC).

Características importantes da história
- História familiar de coágulos sanguíneos
- Começo recente de pílula contraceptiva oral
- Pouco ganho de peso ou perda de peso em tumores
- Diabetes
- Disfunção ou insuficiência renal em doença fibrocística

Diagnóstico diferencial
- Doença fibrocística
- Síndrome de Budd-Chiari Menon KV, 2004
- Carcinoma hepatocelular (HCC)
- Diabetes não controlada

Características presentes
A distensão abdominal pode ser decorrente de:
- Líquido: ascite extensa em Budd-Chiari
- Órgãos: fígado, baço e rins aumentados em doença fibrocística
- Hepatomegalia (e/ou esplenomegalia): Budd-Chiari, diabetes não controlada (secundária a glicogênio e gordura) ou doença hepática decorrente da fibrose cística (CFLD)
- Tumor: tumores hepáticos

Investigações
- Bioquímica: transaminases elevadas em Budd-Chiari (> 1.000 IU/L em doença aguda)
- Colangite em doença fibrocística, HCC e diabetes não controlada
- Função renal: insuficiência renal em doença fibrocística com envolvimento renal (CFLD)
- Marcadores de tumor: alfafetoproteína (AFP) é elevada em 50% dos CCH
- Hematologia:
  - Policitemia em CCH
  - Trombocitopenia em hiperesplenismo na doença fibrocística, cirrose ou CFLD
  - Coagulação: AFP elevada na síndrome de Budd-Chiari. Pode haver uma malignidade subjacente ou condição protrombótica na síndrome de Budd-Chiari. Proteína C, proteína S, anticoagulante lúpico, protrombina III, fator V de Leiden devem ser medidos. Pode haver descompensação hepática em doença fibrocística complicada por colangite ou em CFLD
- Medula óssea: para identificar malignidade (leucemia ou doença mieloproliferativa) que pode ser a causa subjacente de Budd-Chiari
- Ultrassonografia:
  - Massa tumoral intra-hepática; fluxo pobre nas veias hepáticas e hipertrofia do lobo caudado em Budd-Chiari
  - O fígado será hiper-reflexivo em razão da infiltração gordurosa no diabetes
  - Contorno irregular com hipertensão porta na doença fibrocística
- Exame de CT:
  - Estadiamento do tumor e doença extra-hepática
  - Angiografia com CT para fluxo nas veias hepáticas em Budd-Chiari
- Colangiopancreatografia por ressonância magnética (MRCP): para identificar envolvimento biliar em doença fibrocística
- Biópsia do fígado com CT ou guiada por ultrassom: essencial para histologia do tumor

Tratamento

Budd-Chiari
- Tratamento clínico da ascite
- Anticoagulação com heparina/warfarin (investigações para condições pró-coagulantes devem ser enviadas antes de começar heparina e warfarin)
- *Stenting* das veias hepáticas por radiologia intervencionista

- Transplante de fígado pode ser necessário se houver insuficiência hepática ou se o *shunting* não for bem-sucedido; porém, existe um risco de recorrência após o transplante, se houver uma tendência pró-coagulante

Doença fibrocística
- A função hepática é frequentemente normal, mas é necessária terapia para hipertensão porta e colangite recorrente
- Transplante de fígado e rim, se insuficiência renal significativa

Diabetes
- Controle mais rígido do diabetes

Carcinoma hepatocelular
- Cinquenta por cento dos casos responderão à quimioterapia, mas a sobrevivência global por 5 anos é de 28%
- A resposta é monitorada por exame de CT e níveis de AFP
- Transplante de fígado pode ser indicado em pequenos tumores após quimioterapia

---

Informações: Doença fibrocística

- As malformações da placa ductal são causadas por uma anormalidade dos cílios primários (ciliopatias). Doença renal pode ser o quadro de apresentação, causando morbidade Gunay-Aygun M, 2009
- As complicações hepáticas são hepatomegalia, colangite e hipertensão porta
- Transplante renal é frequentemente necessário antes do desenvolvimento de complicações hepáticas significativas, mas um transplante combinado tem melhores resultados a longo prazo

---

Leitura adicional
Gunay-Aygun M. Liver and kidney disease in ciliopathies. *Am J Med Genet C Semin Med Genet* 2009;151C:296-306

Menon KV, Shah V, Kamath PS. The Budd-Chiari syndrome. *N Engl J Med* 2004;350:578-585

Doença hepática crônica – prurido

CAPÍTULO 24

Coceira ou prurido é um sintoma comum em doenças biliares crônicas. O mecanismo exato é desconhecido, mas pode ser decorrente do ao acúmulo de toxinas não excretadas causadas pela colestase. Ela é perturbadora, impede o sono e é prejudicial ao desenvolvimento. As crianças frequentemente, mas nem sempre, têm icterícia. O exame revela marcas de escoriação com pele seca. É difícil de tratar efetivamente, mas pode melhorar com o tempo em crianças pequenas.

Em crianças menores, ela é mais comumente vista em condições colestáticas:
- Atresia biliar (veja Capítulo 17, Informações: Atresia biliar)
- Colestase intra-hepática familiar progressiva (veja Capítulo 17, Informações: Colestase com baixa GGT)
- Síndrome de Alagille (veja Capítulo 17, Informações: Síndrome de Alagille)
  Em crianças maiores ela é vista em:
- Hepatite infecciosa
- Icterícia obstrutiva, p. ex., cálculos biliares
- Colestase intra-hepática recorrente benigna (BRIC)
- Colangite esclerosante: esta é uma doença dos ductos biliares intra- e extra-hepáticos, que está associada à colite ulcerativa e doença hepática autoimune. Ácido ursodesoxicólico é o único tratamento efetivo. Acompanhamento a longo prazo para identificar progressão da doença hepática e determinar o momento para transplante, se necessário
- Rejeição crônica pós-transplante

Características importantes da história
- Doença hepática crônica prévia ou transplante
- Doença intestinal inflamatória ou sintomas intestinais
- Ingestão recente de contraceptivo oral contendo estrogênio
- História familiar de icterícia na gravidez ou com pílula contraceptiva oral

Investigações
- Bilirrubina e fosfatase alcalina no sangue serão elevadas
- Gama-glutamil transpeptidase (GGT) pode ser baixa em algumas formas de BRIC, consequentemente auxiliando o diagnóstico
- Autoanticorpos, incluindo pANCA, imunoglobulinas, CRP, ESR
- DNA: rastreio de mutação para os genes envolvidos no transporte do sal biliar para diagnosticar BRIC (baixa GGT – *ATP8B1* e *ABCB11*; GGT alta – *ABCB4*)
- Biópsia hepática: para identificar colangite esclerosante e hepatite autoimune associada (Figura 24.1). Imuno-histoquímica para transportadores do sal biliar pode auxiliar no diagnóstico de BRIC
- Ultrassonografia: dilatação biliar em colangite esclerosante e complicações de doença hepática (fígado heterogêneo, varizes, baço aumentado)
- Colangiopancreatografia por ressonância magnética (MRCP): identificar as características de colangite esclerosante ("colar de pérolas", dilatação, ductos irregulares) (Figura 24.2)

Informações: Colestase intra-hepática recorrente benigna (BRIC)

Apresenta início repentino de icterícia, prurido e deficiência de vitamina lipossolúvel, frequentemente durante a adolescência; pode durar de semanas a meses. A pílula contraceptiva oral (OCP) pode ser um fator desencadeante. A doença é causada por mutações em *ATP8B1*, *ABCB11* ou *ABCB4*, porém um evento precipitante (como a OCP) é necessário para fazê-la se manifestar.

Tratamento
- Ácido ursodesoxicólico (10-20 mg/kg) e vitaminas lipossolúveis
- Antipruriginosos
- Se severa, a drenagem nasobiliar através do nariz até a ampola de Vater reduz a circulação entero-hepática dos ácidos biliares e produz alívio
- Deve ser feito alerta para evitar contraceptivos contendo estrogênio
- Estrogênio aumentado durante o último trimestre de gestação pode causar colestase intra-hepática de gravidez e requer antecipação do parto

---

Tratamento
- Excluir causas não hepáticas, p. ex., eczema, alergia, escabiose
- Evitar sabão e manter a pele hidratada, as unhas curtas e cobrir toda a pele aparente
- Ácido ursodesoxicólico 15-30 mg/kg/dia

Doença hepática crônica – prurido | 143

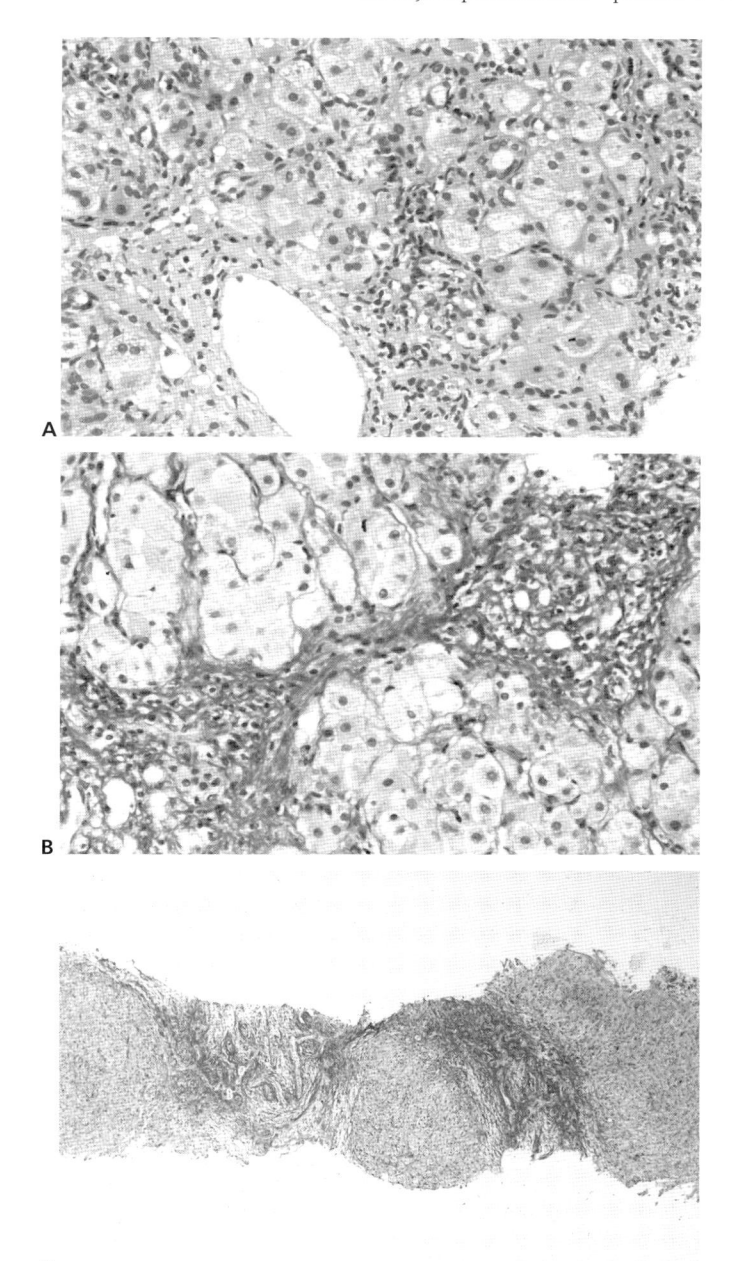

Figura 24.1 (A-C) A histologia de hepatite crônica mostra inflamação porta com linfócitos e células plasmáticas, degeneração em balão dos hepatócitos e necrose, que pode ser focal (A), ou ligando os tratos portais à fibrose (B) ou cirrose (C), onde o tecido fibroso liga os tratos portais e causa nódulos. (Ver *Prancha* em *Cores*.)

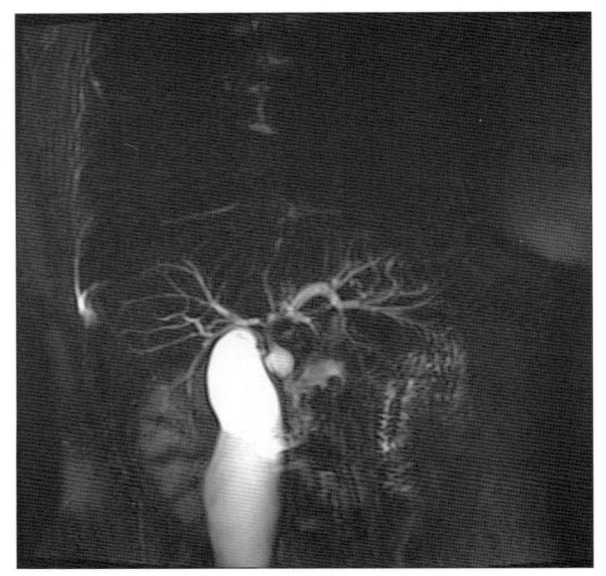

Figura 24.2 Estenoses múltiplas no trato biliar são demonstradas por colangiopancreatografia por ressonância magnética.

- Colestiramina:
  - Abaixo de 6 anos: 2 g (1/2 sachê)/dia
  - Acima de 6 anos: 4 g (1 sachê)/dia
- Rifampicina 3-10 mg/kg 1 vez ao dia
- Ondansteron 2-4 mg 2×/d até 12 anos, depois 4-8 mg de 12 a 18 anos
- Naltrexona 6-20 mg/dia
- Anti-histamínicos raramente são eficazes
- Cirurgia:
  - A drenagem biliar externa pode ser benéfica em crianças com colestase intra-hepática familiar progressiva (PFIC) e síndrome de Alagille
  - Prurido intratável é uma indicação para transplante de fígado

Leitura adicional

Kelly DA. *Diseases of the Liver and Biliary System in Children*, 3rd edn. Oxford: Wiley-Blackwell, 2008, Chapters 3, 4 and 15

Müllenbach R, Lammert F. An update on genetic analysis of cholestatic liver diseases: digging deeper. *Dig Dis* 2011;29:72-77

Links importantes na *web*

http://www.childliverdisease.org/content/581/Pruritis
http://www.easl.eu/assets/application/files/b664961b2692dc2_file.pdf

Doença hepática crônica – ascite

CAPÍTULO 25

Ascite é o acúmulo de líquido na cavidade peritoneal. Na doença hepática ela é secundária a uma combinação da pressão hidrostática da veia porta elevada e baixa albumina. Ela é perpetuada pelo aumento da produção de aldosterona e renina, que é estimulado pelo líquido intravascular e perfusão renal reduzidos, resultando, assim, em retenção do líquido renal e hiponatremia.

Características importantes da história
- Existe normalmente uma história de doença hepática
- Tendência trombótica: pode indicar Budd-Chiari
- Transplante de medula óssea: pode indicar doença veno-oclusiva
- Febre, sepse e sensibilidade abdominal: podem indicar peritonite bacteriana espontânea

Diagnóstico diferencial
É importante distinguir ascite em razão de doença hepática de outras causas. Isto pode ser obtido pela medida do gradiente de albumina soro-ascite (SAAG).

Um gradiente de > 1,1 g/L = transudato, pois existe pouca albumina na ascite. As causas de um transudato são:
- Doença hepática crônica com hipertensão porta
- Insuficiência cardíaca ou pericardite constritiva
- Budd-Chiari (veja Capítulo 23) ou doença veno-oclusiva

Um gradiente de < 1,1 g/L = exsudato. As causas de um exsudato incluem:
- Infecção incluindo peritonite bacteriana espontânea
- Pancreatite
- Enteropatia perdedora de proteína ou síndrome nefrótica
- Malignidade

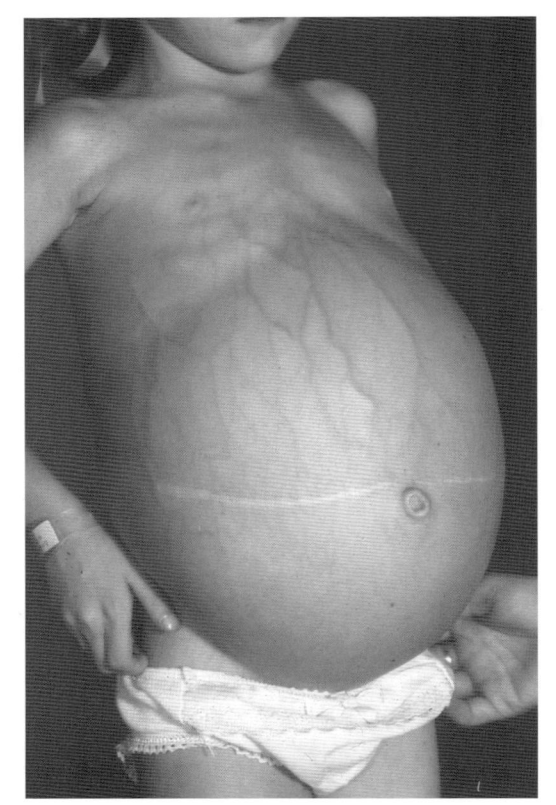

Figura 25.1 Ascite é uma complicação comum da doença hepática crônica e apresenta distensão abdominal e veias abdominais dilatadas.
(Fonte: Gastroenterologia e Hepatologia Pediátrica, Deirdre Kelly e Ian Booth, 1997. Reproduzida, com permissão, de Elsevier). (Ver *Prancha* em *Cores*.)

Características clínicas

O líquido tende a se acumular nos flancos quando a criança está deitada. Ele pode comprometer a respiração e a ingestão oral. Na doença hepática, a palpação do abdome é indolor. Haverá macicez móvel e na ascite maciça um sinal do piparote positivo pode ser provocado (Figura 25.1).

Investigações

- FBC: aumento dos glóbulos brancos indicam uma causa infecciosa. As plaquetas e leucócitos podem ser reduzidos, se houver hiperesplenismo secundário à doença hepática crônica
- LFTs: os resultados dependerão da causa da doença hepática
- U&E: hiponatremia frequentemente está presente

- Punção do líquido ascítico: isto deve ser realizado na primeira apresentação de ascite. O lugar ideal deve ser determinado pelo exame de ultrassonografia. A punção pode ser diagnóstica (transudato: SAAG alto, LDH baixo, glicose normal, sem leucócitos com coloração de Gram-negativa e sem crescimento bacteriano na cultura; exsudato: SAAG baixo, glicose baixa, LDH alto, leucócitos elevados e bactérias podem ser identificadas). Amilase sérica e no líquido ascético podem identificar pancreatite como a causa de ascite
- Ultrassonografia: identifica a ascite e também pode mostrar Budd-Chiari ou doença veno-oclusiva. Outras características de doença hepática crônica podem ser identificadas

Conduta

- Espironolactona (1-3 mg/kg/dia) é o tratamento de primeira linha. Furosemida (0,5-2 mg/kg 2 vezes ao dia) também pode ser necessária
- Pode ser necessária restrição hídrica se houver hiponatremia (portanto, os alimentos devem ser concentrados para possibilitar a ingestão adequada de calorias)
- Se houver baixa concentração de albumina sérica, uma infusão de 20% HAS (5 mL/kg) por 4 horas com furosemida aumentará a pressão oncótica e poderá ser muito eficaz
- Será necessária paracentese para remover a ascite (com reposição de albumina venosa) se houver comprometimento respiratório severo. Existe a probabilidade de haver reacúmulo rápido
- Em casos refratários, metolazona (100-200 µg/kg 2 vezes ao dia), um *shunt* como TIPPS ou transplante de fígado pode ser indicado

Sinal de alerta: Peritonite bacteriana ▶
É importante diagnosticar peritonite bacteriana espontânea e, portanto, a punção para obter uma amostra em crianças com ascite e febre é essencial para guiar a terapia antibiótica. Assim, é melhor realizar a punção antes do tratamento. A adição da amostra do líquido ascítico diretamente no frasco com o meio de cultura proporciona uma melhor produção da cultura bacteriana.

Leitura adicional

Giefer MJ, Murray KF, Colletti RB. Pathophysiology, Diagnosis, and Management of Pediatric Ascites. *J Pediatr Gastroenterol Nutr* 2011;52:503-513

Link importante na *web*

http://www.naspghan.org/wmspage.cfm?parm1=103

Doença hepática crônica – hematêmese ou melena

CAPÍTULO 26

O sangramento gastrointestinal em decorrência da hemorragia por varizes é comum em crianças com doença hepática crônica ou obstrução extra-hepática da veia porta. Esta é uma emergência médica que requer ação imediata e encaminhamento a um centro especializado para endoscopia e tratamento.

Diagnóstico diferencial
- Ulceração gástrica ou duodenal secundária ao uso de esteroides
- Ulceração de estresse decorrente da doença hepática em estágio final

Tratamento
- Prova cruzada: pelo menos 2 unidades de concentrado de hemácias
- Ressuscitação hídrica com coloide e sangue (transfusão para Hb 10 g/mL somente)
- Corrigir coagulopatia e trombocitopenia
- Fluidos: manter glicose normal, corrigir desequilíbrio eletrolítico
- Octreotoida (3-5 µg/kg/hora)
- Instalar uma sonda nasogástrica e manter drenagem livre para identificar perda sanguínea
- Dieta zero
- Ranitidina (3 mg/kg 3 vezes ao dia, IV) e sucralfato oral (< 2 anos – 250 mg 4 vezes ao dia; 2-12 anos – 500 mg 4 vezes ao dia; > 12 anos – 1 g 4 vezes ao dia)
- Cultura de sangue e urina e iniciar antibióticos de amplo espectro, p. ex., Tazocin 90 mg/kg 3×/d
- Endoscopia GI superior com ligação de banda varicosa ou escleroterapia para varizes gástricas; monitorar entrada e saída de líquidos, pois pode-se desenvolver insuficiência renal

- Se o sangramento continuar, outros tratamentos podem incluir:
- Vasopressina (0,3 unidade/kg inicial por 30 minutos, depois 0,3 unidade/kg/hora, aumentando para até 1 unidade/kg/hora, se necessário) ou terlipressina (2 mg iniciais, depois 1-2 mg a cada 4-6 horas)
- *Shunting* portossistêmico intra-hepático transjugular (somente disponível em centros especializados) pode ser necessário para controlar a hemorragia

Investigações adicionais

Exame de ultrassonografia: para identificar o fluxo da veia porta. Se este estiver ausente ou invertido, pode ser indicado transplante de fígado.

Link importante na *web*

http://www.aasld.org/practiceguidelines/Documents/Bookmarked%20Practice%20Guidelines/Prevention%20and%20Management%20of%20Gastro%20Varices%20and%20Hemorrhage.pdf

Crianças com bioquímica hepática anormal incidental

CAPÍTULO 27

As transaminases hepáticas (AST/ALT) podem estar elevadas em razão da à doença hepática primária ou da apresentação inicial de uma doença multissistêmica (Tabela 27.1).

As condições que comumente se apresentam desta forma incluem:
- Doença hepática gordurosa não alcoólica (NAFDL)
- Esteato-hepatite não alcoólica (NASH) (veja a seção Nutrição)
- Colangite esclerosante
- Deficiência de alfa 1-antitripsina
- Doença de Wilson

Características importantes da história
- Obesidade central
- Hipertensão
- História familiar de doença hepática ou enfisema
- Alteração nos hábitos intestinais, dor abdominal ou sangue nas fezes

Tabela 27.1 Investigações específicas para transaminases anormais

Patologia	Investigações	Tratamento
Deficiência de alfa 1-antitripsina	Veja Capítulo 17	Veja Capítulo 17
Colangite esclerosante	Veja Capítulo 25	Veja Capítulo 25
Doença de Wilson	Veja o Capítulo 22	Veja Capítulo 22
Doença hepática gordurosa não alcoólica	Sangue: síndrome metabólica (triglicerídeos elevados, colesterol HDL reduzido, glicose plasmática de jejum elevada)	Perda de peso e exercícios (sem benefício com o ácido ursodesoxicólico, vitamina E)
	Ultrassonografia: hiper-reflexivo decorrente do brilho da gordura no fígado	
	Biópsia do fígado: infiltração gordurosa, hepatite, fibrose	
HDL, lipoproteína de alta densidade.		

Leitura adicional

Chalasani N, Younossi Z, Lavine JE, *et al.* The diagnosis and management of nonalcoholic fatty liver disease: Practice Guideline by the American Association for the Study of Liver Diseases, American College of Gastroenterology, and the American Gastroenterological Association. *Hepatology* 2012;55:2005-2023

Link importante na *web*

http://www.naspghan.orgiuser-assets/Documents/pdf/CDHNF%20Old%20Site/Nutrition%20and%20Obesity%20MPR/Medical%20Professional%20Summary%20Statement%20on%20NAFLD.pdf

Criança com fibrose cística

CAPÍTULO 28

A fibrose cística (CF) é o distúrbio recessivo autossômico limitador da vida mais comum dos caucasianos. O defeito na proteína reguladora da condutância transmembrana na fibrose cística (CFTR) causa uma incapacidade de manter a hidratação normal dos tratos luminais, o que leva a secreções espessas e obstrução. À medida que a sobrevivência com doença pulmonar melhora, o reconhecimento de doenças hepática e intestinal aumenta.

As manifestações gastrointestinais da fibrose cística incluem:
- Íleo meconial
- Obstrução intestinal distal
- Prolapso retal
- Esteatose hepática
- Cirrose biliar focal ou multilobular
- Hipertensão porta
- Colelitíase
- Insuficiência pancreática causada pela pancreatite crônica ou recorrente

Doença gastrointestinal
- Íleo meconial
- Síndrome da obstrução intestinal distal

Doença hepatobiliar
A doença hepática desenvolve-se em 1/3 dos pacientes com CF e causa 2,5% de mortes por CF (Figura 28.1). Ela é mais comum em pacientes do sexo masculino com CF e naqueles com íleo meconial quando recém-nascidos.

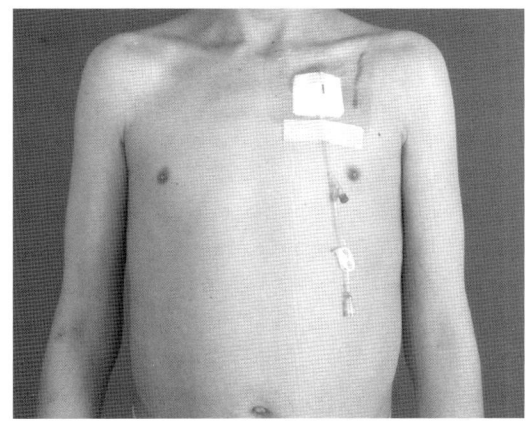

Figura 28.1 A doença hepática na fibrose cística pode-se apresentar com início gradual de distensão abdominal, desnutrição e hematomas secundários à hipertensão porta. (Ver *Prancha* em *Cores*.)

No recém-nascido ela pode causar icterícia prolongada (que se resolve), hepatite neonatal, deficiência de vitamina lipossolúvel (especialmente vitamina K) ou síndrome da bile espessa. Em crianças mais velhas, ela apresenta hepatomegalia e transaminases anormais e pode permanecer subclínica até que esteja avançada.

A hipertensão porta com hiperesplenismo e hemorragia por varizes ocorre com o desenvolvimento de cirrose. A função hepática pode ser mantida por anos antes da descompensação.

Investigações
- O exame de ultrassonografia identificará cirrose, esplenomegalia e esteatose
- É necessária biópsia do fígado, se houver dúvida acerca do diagnóstico ou ao estágio da doença. Os achados histológicos típicos são esteatose, graus variados de fibrose, bile espessa e ductos biliares dilatados e, raramente, proliferação do ducto biliar
- Acompanhamento Debray *et al.*, 2011 – monitorar com:
    - Bioquímica e ultrassonografia do fígado para detectar o desenvolvimento de doença hepática
    - Alfafetoproteína para detectar o possível desenvolvimento de carcinoma hepatocelular
    - Endoscopia gastrointestinal superior para detectar o desenvolvimento de varizes naqueles com cirrose

Tratamento

- Ácido ursodesoxicólico (20 mg/kg/dia) é usado para melhorar o fluxo biliar
- Hemorragia por varizes requer tratamento (veja Capítulo 26)
- TIPSS deve ser considerado para sangramento recorrente, quando a função hepática estiver mantida
- Transplante hepático é indicado na descompensação hepática, ascite e icterícia ou hemorragia intratável por varizes, que precisa ser realizado antes da deterioração significativa da função pulmonar (FEV_1 < 50%). A função pulmonar estabiliza-se pós-transplante
- Nutrição: veja a seção Nutrição

Leitura adicional

Debray D, Kelly D, Houwen R, Strandvik B, Colombo C. Best practice guidance for the diagnosis and management of cystic fibrosis-associated liver disease. *J Cyst Fibros* 2011;10(Suppl 2):S29-36

Criança com doença hepática após quimioterapia

CAPÍTULO 29

Até 30% das crianças desenvolvem complicações hepáticas durante a quimioterapia.

Diagnóstico diferencial
- Infecção: qualquer infecção; Candida e citomegalovírus são comuns
- Doença do enxerto *versus* hospedeiro (GvHD): aguda (7-50 dias) ou crônica (> 100 dias)
- Doença veno-oclusiva (VOD): mais provável com busulfan/radioterapia
- Toxicidade da droga:
    - Actinomicina: hepatite (pode ser severa, levando à disfunção da síntese hepática)
    - Metotrexato: esteatose e fibrose
    - Mecaptopurina (6-MCP): necrose e fibrose hepática
    - Doxorrubicina: hepatite

História e exame
- História de drogas
- Erupção cutânea e diarreia podem-se desenvolver em GvHD aguda
- Fezes podem ser descoradas em GvHD crônica em razão da perda de ductos biliares
- O fígado é maior e macio, distensão abdominal decorrente da ascite, pressão venosa jugular elevada e grande ganho de peso com VOD
- Infecção com febre
Veja Tabela 29.1 para investigações

Tabela 29.1 Investigações específicas para complicações hepáticas da quimioterapia

Complicação	Investigação
Infecção	Cultura: sangue, urina, CSF
	PCR para vírus, especialmente CMV
	Radiografia de tórax
	CT: identificar Cândida no fígado
	Biópsia do fígado ou medula óssea para cultura
VOD	Ultrassonografia: mostra fluxo retrógrado da veia porta e resistência hepática aumentada
	Angiograma por CT: pode identificar fluxo pobre nas veias hepáticas
GvHD	Biópsia da pele
	Biópsia do fígado: desaparecimento dos ductos biliares
Doença hepática induzida por droga	Identificação de drogas utilizadas
	Biópsia hepática

CMV, citomegalovírus; CSF, líquido cefaloraquidiano; PCR, reação em cadeia da polimerase.

Tratamento

- Infecção:
  - De acordo com o microrganismo responsável
  - Ambisone e ganciclovir até resultados da cultura serem conhecidos
- GvHD:
  - Aumentar imunossupressão com esteroides/ciclosporina ou tacrolimus
  - Transplante de fígado pode ser indicado em GvHD crônica
  - O ácido ursodesoxicólico pode proporcionar alívio para prurido
- VOD:
  - Tratamento da colestase e ascite
  - Defibrotide é um trombolítico local que tem taxa de mortalidade reduzida

- Doença hepática induzida por droga:
  - Descontinuar a droga
  - Acompanhamento a longo prazo a caso se desenvolva fibrose (6-tioguanina leva à hipertensão porta não cirrótica e atualmente não é mais usada)

Link importante na web

http://onlinelibrary.wiley.com/doi/10.1002/14651858.CD008205.pub2/pdf

Tratamento de uma criança com insuficiência hepática aguda

CAPÍTULO 30

O tratamento deve ser de suporte no centro de transplantes com os objetivos de prevenir complicações, identificar e fornecer tratamento específico e identificar aquelas crianças que requerem transplante de fígado urgente.

As medicações estão listadas na Tabela 30.1.

- Sem sedação, pois mascara encefalopatia
- Manuseio mínimo
- Considerar acesso venoso central
- Monitoramento regular:
  - Oximetria cutânea contínua e monitor de ECG
  - Temperatura **"corpo-dedos"** *(core-toes)*
  - Observações neurológicas, EEG de referência
  - pH gástrico (> 5)
  - Manter diurese em 0,5-2 mL/kg/hora
  - Glicemia/monitoramento da osmolaridade sanguínea (> 4 mmol/L)
  - Equilíbrio acidobásico, lactato
  - Eletrólitos (incluindo magnésio, cálcio e fosfato), amônia
  - Fosfatase alcalina, AST, ALT, GGT, bilirrubina sérica, albumina
  - Avaliação da coagulação
  - Osmolalidade do plasma e urina
- Terapia hídrica:
  - Manutenção 50-75% do equilíbrio hídrico
  - Infusão de dextrose para manter osmolaridade (necessário 10-50% de glicose)
  - Manter volume circulante com coloide (4,5 ou 20% de solução de albumina humana)
  - Manter eletrólitos e acidobásico normais

Tabela 30.1 Medicação usada em insuficiência hepática aguda

Droga	Dose
Vitamina K	< 1 ano 2,5 mg/dose 1×/dia IV
	> 1ano 5 mg/dose 1×/dia IV
	> 10 anos 10 mg/dose 1×/dia IV
Antiácidos	Raniditina 1-3 mg/kg/dose 3×/dia IV
	ou
	Omeprazol 0,5 mg/kg/dose 2×/dia IV ou via oral
	Sucralfato 250-500 mg/dose 4×/dia (se pH gástrico permanecer < 5)
Lactulose	2-4 mL/kg/dose 3×/dia
N-acetilcisteína	150 mg/kg/dia de infusão contínua (somente se superdosagem de paracetamol)
Antibióticos de amplo espectro:	
Tazocin	90 mg/kg/dose 3×/dia
Metronidazol	8 mg/kg/dose 3×/dia IV (2×/dia para recém-nascidos até 1 mês)
Antifúngicos:	3-6 mg/kg/dia IV
Fluconazol	Recém-nascido com menos de 2 semanas: 3-6 mg/kg no primeiro dia, depois 3 mg/kg a cada 72 horas
ou	Recém-nascido 2-4 semanas: 3-6 mg/kg no primeiro dia, depois 3 mg/kg a cada 48 horas
L-Anfotericina (Ambisome)	3 mg/kg/dia IV
Tratamento antiviral:	
Aciclovir	< 3 meses: 10 mg/kg 3×/dia IV
Deve ser iniciado em todos os bebês	3 meses-12 anos: 250 mg/m^2 3×/dia IV
	> 12 anos: 5 mg/kg 3×/dia IV
	NB: Dobrar a dose em imunocomprometidos ou doença severa

- Nutrição:
  - Dieta zero até galactosemia, tirosinemia, distúrbio do ciclo da ureia serem excluídos
  - Considerar nutrição parenteral (PN), se incapaz de se alimentar
- Não corrigir coagulação a menos que discutida com o centro de transplante

Prognóstico

Falência hepática aguda secundária a hepatite A, hepatite autoimune e toxicidade por paracetamol são mais prováveis de recuperação com tratamento apropriado.

Veja Capítulo 31 para indicações de transplante em insuficiência hepática aguda.

Crianças com encefalopatia de grau III devem ser encaminhadas para cuidados intensivos. Se as crianças precisarem de um anestésico (como para inserção de acesso central), podem precisar de internação na PICU.

Complicações

Hipoglicemia

Hipoglicemia severa (glicemia < 3,5 mmol/L) contribui para prejuízo neurológico e disfunção de outros órgãos. A hipoglicemia refratária tem prognóstico ruim.

Conduta
- Administração de glicose intravenosa (10-50% de dextrose)
- Evitar hiperglicemia

Coagulopatia e hemorragia

O tempo de protrombina é a medida mais sensível da síntese hepática e determina a necessidade de transplante. Pode-se desenvolver coagulação intravascular disseminada na sepse.

Tratamento
- Dose diária de vitamina K IV
- Não corrigir rotineiramente coagulopatia com derivados sanguíneos, p. ex., plasma fresco congelado (FFP) ou crioprecipitado, pois PT é um guia sensível para o prognóstico e a necessidade de transplante de fígado
- Depois de tomada a decisão de inscrição para transplante, iniciar a correção do PT > 40 segundos (para evitar risco de hemorragia)
- Usar FFP (10-15 mL/kg a cada 6 horas), crioprecipitado e plaquetas (se necessário)
- Considerar o uso de fator VIIa recombinante (rFVIIa) para hemorragia refratária
- Hemofiltração pode ser necessária para controlar o equilíbrio hídrico

Encefalopatia
O grau de encefalopatia, características clínicas e estratégia de manejo estão listados na Tabela 30.2.
- Morte cerebral associada a edema cerebral é a causa mais comum de morte
- Pode ser exacerbada por sepse, hemorragia GI e distúrbios eletrolíticos
- As crianças podem flutuar rapidamente de um grau para outro
- Suspeita de aumento na pressão intracraniana isoladamente *não* é uma indicação para CT de crânio, a menos que haja sinais neurológicos unilaterais (indicando sangramento intracraniano)

Convulsões
- A apresentação clínica pode ser atípica ou oculta em crianças
- Podem ser provocadas por causa subjacente de insuficiência hepática aguda (dano tóxico, viral, metabólico etc.), desequilíbrio eletrolítico, edema cerebral

Conduta
- Considerar infusão de manitol, se causadas por possível edema cerebral e sódio plasmático < 135 mmol/L:0,5-2 g/kg por 1 hora (2,5-10 mL/kg de manitol 20%)
- Repetir a cada 6-8 horas por um máximo de 48 horas
- Medir osmolaridade a cada 12 horas (máx. 310 mOsmol/kg)

Disfunção renal
- Definida como saída da urina < 0,5 mL/kg/hora em 2 horas consecutivas
- Causas possíveis: síndrome hepatorrenal, desidratação, pressão venosa central (CVP)/débito cardíaco baixos

Conduta
- "Desafio coloide": 10-20 mL/kg por 30-60 minutos; repetir se não houver resposta
- Se CVP for alta (> 8 mmHg): iniciar dose renal de dopamina 2-5 µg/kg/min
- Se não houver resposta: iniciar furosemida – 1-2 mg/kg IV, imediatamente
- Se insuficiência renal estabelecida:
  - Infusão de furosemida: 0,25-1 mg/kg/hora
  - Hemofiltração

Acidose metabólica
- Considerar as seguintes causas: hipovolemia, hipóxia, sepse, insuficiência renal

Tabela 30.2 Graduação e tratamento da encefalopatia

Grau	Alterações no EEG	Manifestações clínicas	Tratamento
I	Mínimas	Prejuízo intelectual leve, irritabilidade, letargia, ciclo sono-vigília perturbado	Cabeça elevada a 20°, sem flexão do pescoço Revisar equilíbrio hídrico; pode requerer hemofiltração para manter balanço zero
II	Redução generalizada do ritmo	Sonolência, confusão, comportamento inapropriado/estranho, desorientação/não reconhecendo os pais, alterações de humor, fotofobia	Todas as crianças que desenvolvem encefalopatia de grau II devem ser avaliadas com a ITU
III (estupor)	Lentidão grosseiramente anormal	Irresponsivo a comandos verbais, acentuadamente confuso, agressivo, delirante, hiper-reflexia, sinal de Babinski positivo	Internar na ITU para ventilação eletiva Exame de CT: considerar se lesão cerebral *focal*, isto é, hemorragia, somente suspeita Dar manitol: 0,5-2 g/kg por 1 hora (2,5-10 mL/kg de manitol 20%) Repetir a cada 6-8 horas por um máximo de 48 horas Medir osmolaridade a cada 12 horas (máx 310 mOsmol/kg) Pode precisar considerar tiopentona: 4-8 mg/kg imediatamente IV
IV (coma)	Ondas delta, amplitudes diminuídas	Inconsciente, resposta inicial à dor presente, posteriormente resposta em descerebração ou descorticação à dor presente ou ausente, arreflexia	Infusão de 0,5-3 mg/kg/hora

Conduta
- Tratar, se excesso de base (BE) > 10 e pH < 7,25
- Bicarbonato de sódio 8,4% IV, como a seguir:

$$\text{mL bicarbonato} = \frac{\text{peso (kg)} \times \text{déficit de base}}{6} \text{ (i. é., correção da metade)}$$

Sepse
Os sinais de sepse podem ser sutis, p. ex., elevação na frequência cardíaca ou gradiente de temperatura *core-toe,* queda na pressão arterial ou na diurese, hipo ou hiperglicemia, hipotermia, deterioração no estado mental, convulsões, aumento da acidose.

Conduta
- Rastreio séptico, excluindo punção lombar e punção suprapúbica
- Iniciar antibióticos de amplo espectro e antifúngicos empíricos (como drogas-base) e definir o esquema após discussão com microbiologista

Indicações para transplante de fígado

CAPÍTULO 31

Doença hepática crônica

Causas

- Doença do enxerto *versus* hospedeiro
- Budd-Chiari
- Síndrome hepatopulmonar ou portopulmonar
- Atresia biliar
- Deficiência de alfa 1-antitripsina
- Hepatite autoimune tipos I e II
- Colangite esclerosante
- Doença de Wilson
- Doença hepática decorrente da fibrose cística
- Colestase intra-hepática familiar progressiva (todos os tipos)
- Síndrome de Alagille
- Doenças do armazenamento do glicogênio tipos 3 e 4
- Tirosinemia tipo 1
- Doença fibrocística com síndrome de Caroli e insuficiência renal

Indicações

- Descompensação hepática irreversível
- Hipertensão porta severa: irresponsivo à terapia
- Déficit de crescimento ou atraso no desenvolvimento em razão da doença hepática
- Qualidade de vida inaceitável
- Expectativa de vida < 18 meses

Insuficiência hepática aguda

Este é um distúrbio multissistêmico em que ocorre comprometimento severo agudo da função hepática com ou sem encefalopatia sem identificação de doença hepática crônica subjacente.

Causas comuns
- Hepatite viral A, B, E, soronegativa
- Hepatites autoimunes I e II
- Doença de Wilson
- Envenenamento com paracetamol

Indicações
- Insuficiência hepática aguda em crianças com menos de 2 anos de idade com INR > 4 ou encefalopatia graus 3/4
- Insuficiência hepática aguda decorrente da hepatite soronegativa, hepatite A ou hepatite B ou uma reação idiossincrática à droga
  - Qualquer grau de encefalopatia e quaisquer três entre os seguintes:
  - Etiologia desfavorável (reação idiossincrática à droga, hepatite soronegativa)
  - Idade < 10 anos
  - Tempo entre icterícia e encefalopatia > 7 dias
  - Bilirrubina sérica > 300 µmol/L
  - Tempo de protrombina > 50 segundos
  - INR > 3,5
- Insuficiência hepática aguda causada pela doença de Wilson, síndrome de Budd-Chiari, envenenamento com paracetamol e disfunção precoce do enxerto
  - Segue a indicação para adultos

Tumores hepáticos

Indicações
- Hepatoblastoma irressecável (sem doença extra-hepática ativa)
- Tumores hepáticos benignos irressecáveis com sintomas incapacitantes

Doença hepática metabólica com doença extra-hepática

Indicações
- Síndrome de Crigler Najjar
- Defeitos no ciclo da ureia
- Hipercolesterolemia
- Acidemias orgânicas
- Hiperoxalúria primária

Complicações após transplante hepático

CAPÍTULO 32

Podem ocorrer complicações em qualquer momento pós-transplante:
- Complicações cirúrgicas: trombose da artéria hepática, extravasamento do ducto biliar (< 14 dias)
- Rejeição do enxerto: aguda (7-10 dias) e crônica (a qualquer momento)
- Infecção
- Doença linfoproliferativa pós-transplante (PTLD)
- Reincidência da doença: hepatite autoimune ou colangite esclerosante
- Desenvolvimento de hepatite pós-transplante *de novo* (em qualquer momento)

É importante manter contato com o centro de transplantes para discutir problemas pós-transplante.

Investigação (Algoritmo 32.1)
- LFTs: AST e ALT estarão elevadas em todas as complicações; GGT, fosfatase alcalina e bilirrubina podem estar elevadas, se houver comprometimento/obstrução do ducto biliar
- PT: para avaliar função do transplante
- Albumina: pode ser baixa na disfunção do enxerto ou PTLD
- FBC: anemia é comum em PTLD
- PCR: PCR e sorologia identificarão infecção aguda pelo vírus Epstein-Barr (EBV) e citomegalovírus (CMV)
- Autoanticorpos: reincidência de hepatite autoimune ou o desenvolvimento de hepatite *de novo*
- Imunoglobulinas: estarão elevadas na reincidência de hepatite autoimune
- Exame de ultrassonografia: para avaliar causas vasculares ou biliares

```
                    ┌─────────┐      ±       ┌──────────────────────────┐
                    │  Febre  │──────────────│ Transaminases aumentadas │
                    └─────────┘              └──────────────────────────┘
                         │                              │
                         ▼                              │
        ┌──────────────────────────────┐                │
        │ Investigações                │                │
        │ Cultura suspeita             │                ▼
        │ Fonte de infecção            │      ┌──────────────────┐
        │    tórax                     │      │   Biópsia do     │
        │    sangue          Sem resultados   │     fígado       │
        │    urina           positivos        └──────────────────┘
        │ PCR para EBV                 │
        │ PCR para CMV                 │
        │ Nível de imunossupressão     │
        └──────────────────────────────┘
```

Algoritmo 32.1 Investigações pós-transplante de fígado.

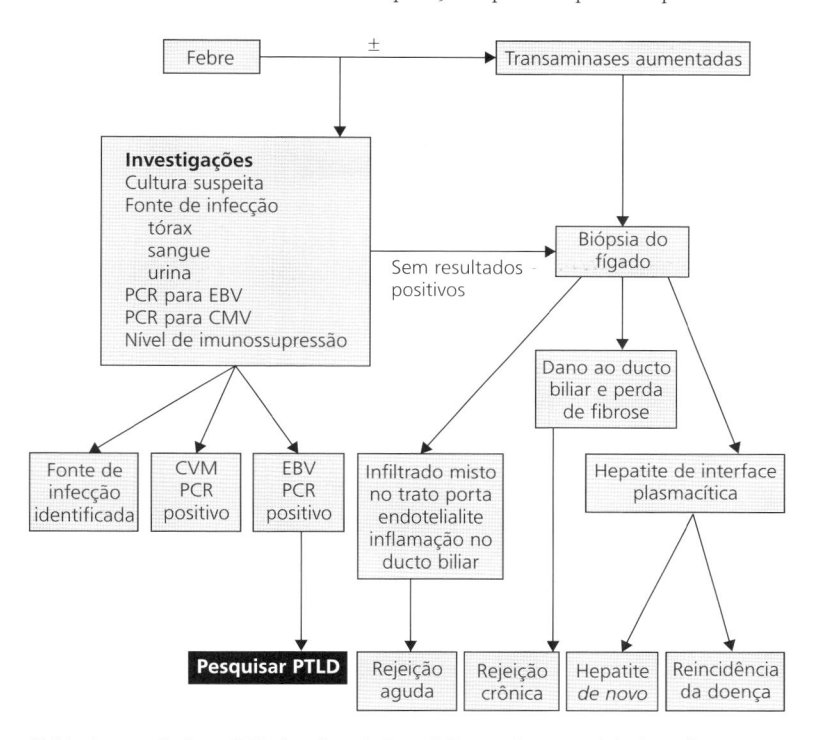

CMV, citomegalovírus; EBV, vírus Epstein-Barr; PCR, reação em cadeia da polimerase; PTLD, doença linfoproliferativa pós-transplante.

- Biópsia do fígado:
    - Rejeição aguda: endotelite e inflamação
    - Rejeição crônica: dano ao ducto biliar
    - Inclusões virais no CMV, coloração EBER positiva, se infecção EBV, hepatite de interface com células plasmáticas na reincidência de hepatite autoimune ou hepatite pós-transplante *de novo*

Tratamento
- Rejeição:
    - Aguda: pulso de metilprednisolona 10 mg/kg/dia IV por 3 dias com ranitidina. A imunossupressão de manutenção deve ser aumentada ou outros agentes acrescentados [micofenolato de mofetil (MMF) (10-20 mg/kg 2 vezes ao dia)]

- Crônica: aumentar a imunossupressão, adicionar outras drogas (p. ex., MMF, sirolimo). Ácido ursodesoxicólico (10 mg/kg 2 vezes ao dia) se dano/obstrução ao ducto biliar. Retransplante pode ser necessário
- Infecção:
  - CMV: ganciclovir IV (5 mg/kg 2 vezes ao dia por 3 semanas)
  - VEB: não existe tratamento específico para EBV. A imunossupressão deve ser reduzida. A identificação de EBV deve motivar investigação de PTLD
  - Qualquer infecção pode ocorrer decorrente da à imunossupressão
- Reincidência de doença autoimune: aumento na imunossupressão com esteroides, MMF ou azatioprina. O retransplante pode ser necessário, se severa
- Hepatite *de novo*: pode estar relacionada com a subimunossupressão – introduzir esteroides ou aumentar a dose de esteroides

---

Sinal de alerta: Doença linfoproliferativa pós-transplante (PTLD) ▶

- PTLD está relacionada com a infecção primária por EBV, mas outros vírus devem ser considerados, se a PCR do EBV for negativa
- PTLD varia desde hiperplasia do tecido linfático até linfoma maligno com proliferação de células B ou T
- Ocorre em qualquer tecido, mas é comum no fígado e intestino

Investigações
- Biópsia do fígado e intestino delgado
- Radiografia do tórax e ultrassonografia abdominal/exame de CT para identificar linfadenopatia
- Histologia do linfonodo

Tratamento
- Reduzir ou interromper a imunossupressão
- Começar ganciclovir 10 mg/kg/dia IV
- Para PTLD das células B:
  - Rituximab uma vez por semana por 4 semanas e imunoglobulinas mensalmente por 1 ano
  - Quimioterapia, se não houver resposta ao tiruximab ou para PTLD das células T (raro)

Leitura adicional

Evans HM, Kelly DA, McKiernan PJ, Hubscher S. Progressive histological damage in liver allografts following pediatric liver transplantation. *Hepatology* 2006;43:1109-1117

Links importantes na web

http://www.naspghan.org/user-assets/Documents/pdf/WG%20 Reports%202008/liver%20transplant.pdf

http://www.organdonation.nhs.uk:8001/ukt/about_transplants/organ _allocation/pdf/paed_protocols_guidelines.pdf

https://www.aasld.org/practiceguidelines/Documents/LongTerm ManagmentofSuccessfulLT.pdf

Nutrição

PARTE III

Uma boa nutrição é essencial para todas as crianças, e este frequentemente, um problema significativo para crianças com doenças crônicas. É essencial reconhecer quando a nutrição está comprometida antes que sejam vistos efeitos significativos no crescimento e no desenvolvimento. Para aquelas crianças com necessidades nutricionais complexas, geralmente é necessário apoio especializado na forma de uma equipe de apoio nutricional multidisciplinar. Esta seção descreve os métodos atuais de monitoramento nutricional, apresenta uma visão geral dos problemas nutricionais comuns e descreve estratégias de conduta de suporte à nutrição artificial, quando a ingestão alimentar é insuficiente ou o gasto de energia elevado.

Monitoramento nutricional

CAPÍTULO 33

O melhor método de monitoramento da ingestão nutricional adequada em crianças são os gráficos de crescimento. Altura e peso devem ser registrados para todas as crianças em cada atendimento hospitalar e durante permanências hospitalares prolongadas. As medidas seriadas são importantes na determinação dos padrões de crescimento. A altura média dos pais e a idade óssea podem auxiliar. Observe que gráficos de crescimento especializados se encontram disponíveis para vários distúrbios genéticos, p. ex., trissomia 21. O manejo da desnutrição é importante, pois afeta a duração da hospitalização e aumenta o risco de infecção.

Sinal de alerta: crescimento craniano insatisfatório na desnutrição infantil ▶

Na desnutrição existe uma relativa proteção ao cérebro, portanto o baixo crescimento do crânio neste contexto pode indicar deficiência severa. Observe que isso também pode ocorrer em outras condições, incluindo atraso no desenvolvimento e distúrbios genéticos.

Informações: Antropometria

- Altura e peso: nas consultas ambulatoriais; na internação hospitalar; repetir o peso semanalmente e a altura mensalmente para pacientes internados
- Perímetro cefálico: em crianças com menos de 2 anos
- Medidas adicionais, p. ex., circunferência do braço para reserva muscular e espessura da dobra cutânea (tradicionalmente, tríceps, escápula) para reserva de gordura

Índice de massa corporal (BMI) = peso (kg)/[altura (m)]^2

(Continua)

> O BMI precisa ser registrado em gráficos de percentis para interpretação pediátrica significativa, uma vez que sofre nudanças com a idade e sexo. Ele é útil para indivíduos com déficit ponderal e obesos.
>
> Medidas mais detalhadas da composição corporal estão disponíveis, mas são normalmente reservadas para fins de pesquisa.

O cálculo ou medida do gasto de energia e exigências nutricionais é por vezes usado em certas situações, p. ex., unidade de cuidados intensivos pediátricos (PICU).

Avaliação nutricional

Um sistema simples de pontuação, realizado pelos enfermeiros na admissão hospitalar e, intermitentemente, durante a permanência em alguns hospitais, incluindo antropometria, para alertar as equipes clínicas e nutricionistas quanto ao risco de desnutrição.

> **Informações: A equipe de apoio nutricional multidisciplinar**
>
> Aqueles com distúrbios nutricionais complexos ou insuficiência intestinal devem ser encaminhados e tratados pela equipe de apoio nutricional multidisciplinar local, quando disponível.
>
> Os membros da equipe podem incluir:
> - Consultor: com frequência um gastroenterologista
> - Nutricionista
> - Enfermeiro especialista em nutrição
> - Farmacêutico
> - Psicólogo
> - Fonoaudiólogo
> - Cirurgião pediátrico
> - Microbiologista
> - Bioquímico
>
> Além disso, pode haver vínculos com um neurologista pediátrico, gastroenterologista adulto, equipe de apoio nutricional e/ou centro pediátrico de transplante de fígado e intestino delgado.

Leitura adicional

Gerasimidis K, Keane O, Macleod I et al. A four-stage evaluation of the Paediatric Yorkhill Malnutrition Score in a tertiary paediatric hospital and a district general hospital. *Br J Nutr* 2010;104:751-756

Hall DM, Cole TJ. What use is the BMI? *Arch Dis Child* 2006;91:283-286

Links importantes na *web*

http://www.rcpch.ac.uk/growthcharts

MCN consultation: expert paper - growth monitoring: http://www.nice.org.uk/guidance/index.jsp?action=download&r=true&o=34693

Organisation of nutrition support teams: http://www.bapen.org.uk/ofnsh/page7.html

Nutrição no lactente normal – amamentação

CAPÍTULO 34

O leite materno proporciona a nutrição ideal para os bebês (Tabela 34.1). O incentivo e apoio das mães para amamentarem são importantes para o aleitamento efetivo, e os conselheiros em amamentação e parteiras são essenciais. Os problemas necessitam de pronta identificação e tratamento (Tabela 34.2). Todas as maternidades são encorajadas a receber acreditação pela iniciativa amiga da criança do UNICEF que apoia o vínculo mãe-bebê, incluindo padrões de apoio ideal às mães que amamentam ao seio.

Sinal de alerta: Sinais de fracasso na amamentação ▶
• O fracasso na amamentação causada pela produção inadequada de leite é raro • Fraldas secas, perda de peso e irritabilidade são sinais de desidratação

Rotinas alimentares e comportamento

Orientações conflitantes em livros populares e na mídia são comuns. Muitas mães descobrem que o seu bebê irá desenvolver uma rotina durante as primeiras semanas, com a alimentação sob livre demanda.

Crescimento

Usar as novas tabelas de crescimento da OMS para todas as crianças nascidas depois de 2009. Todos os bebês devem ser pesados ao nascimento, com 5 dias e 10 dias de idade. A maioria dos bebês perde algum peso nos primeiros dias de vida, mas este geralmente é recuperado até 2 semanas de idade. Apenas 3-7% dos bebês perdem > 10% do seu peso ao nascimento.

Tabela 34.1 Benefícios da amamentação

Benefício para o bebê	Benefício para a mãe
Risco reduzido de doença diarreica	Risco reduzido de câncer de mama
Diminuição de infecções respiratórias	Risco reduzido de diabetes melito tipo 2 durante a vida
Redução no risco de morte súbita infantil (SID)	Obesidade reduzida
Melhor função cognitiva	Disponibilidade mais barata e imediata
Melhor massa óssea aos 17 anos	
Regulação do apetite e risco reduzido de obesidade	
Risco reduzido de enterocolite necrosante em bebês prematuros	

Observe que os benefícios são maiores quando a amamentação é exclusiva.

Tabela 34.2 Diagnóstico diferencial dos problemas da amamentação

Diagnóstico	História	Tratamento
Mau posicionamento	Sangramento, fissura de mamilos	Reposicionamento imediato, se não estiver com pega adequada
	Bebê agitado	Lanolina purificada para mamilos com fissuras para prevenir crostas (veja vídeo referenciado)
Infecção por Cândida	Mamilos doloridos, muito rosados	Mãe: creme de clotrimazol/miconazol
	Dores agudas no seio	Bebê: nistatina oral

(Continua)

Tabela 34.2 *(Cont.)*

Diagnóstico	História	Tratamento
Ducto bloqueado	Área dolorida do seio	Amamentação frequente
		Aplicar compressa morna no seio antes de amamentar para auxiliar na drenagem do ducto
		Massagear na direção do mamilo durante a amamentação
		NB: a pronta ação pode prevenir mastite
		Alimentar usando o seio doloroso primeiro
Mastite	Como para ducto bloqueado com sensibilidade dolorosa, edema com hiperemia e calor, sintomas semelhantes à gripe	Ordenhar manualmente entre as mamadas se estiver com seio cheio
	Febre	Repouso no leito, massagem nas costas ± paracetamol
		Se sintomas persistirem considerar antibióticos (veja vídeo referenciado)
Intolerância à proteína do leite de vaca (veja Capítulo 12)	História de atopia	Teste com dieta isenta de leite de vaca para a mãe
	Bebê com irritabilidade, vômitos, diarreia ou sangue nas fezes, ± eczema	Considerar alimento hidrolisado ou aminoácido

---

Informações: Vitaminas na gravidez e primeira infância

- Vitamina D: recomendada para todas as mães durante a gravidez e lactação, e bebês a partir dos 6 meses ou mais cedo, se alto risco
- Vitamina K: deficiência causa sangramento e, raramente, hemorragia intracraniana. Como o leite materno tem baixo teor de vitamina K, os bebês recebem, pelo menos, 3 doses de vitamina K oral por política local ou IM ao nascimento

Leitura adicional

Fisk CM, Crozier SR, Inskip HM *et al.* Breastfeeding and reported morbidity during infancy: findings from the Southampton Women's Survey. *Matern Child Nutr* 2011;7:61-70

Links importantes na *web*

Healthy child e-learning programme (RCPCH): http://www.rcpch.ac.uk/hcp

Position statement on breastfeeding RCPCH: http://www.rcpch.ac.uk/sites/default/files/RCPCH%20Position%20Statemene%2020.06.11.pdf

UNICEF baby friendly initiative: http://www.unicef.org.uk/Baby Friendly/Health:Professionals/New-Baby-Friendly-Standards/

Short video clips for correct positioning for breastfeeding: http://www.unicef.org.uk/BabyFriendly/Resources/AudioVideo/What-good-breastfeeding-looks-like/

NHS website pages on breastfeeding: http://www.nhs.uk/Planners/breastfeeding/Pages/breastfeeding-tips.aspx

Pages from Birth to Five online: http://www.dh.gov.uk/prod_consum_dh/groups/dh_digitalassets/documents/digitalasset/dh_107706.pdf

Nutrição no bebê normal – fórmulas para lactentes

CAPÍTULO 35

As mães que alimentam com mamadeira devem receber o mesmo nível de apoio para alimentação que as mães que amamentam (Tabela 35.1). O custo da alimentação de um bebê com mamadeira é estimado em £450 no primeiro ano.

Conselhos gerais e apoio
- Encorajar o contato pele na pele e o contato visual com o bebê durante a alimentação
- Manter o bebê na vertical e a mamadeira cheia de leite para evitar deglutição de ar
- Recomendações atuais: alimentar por demanda a cada 2-4 horas
- Necessidades normais: depois da alimentação estabelecida 150 mL/kg/dia para as primeiras semanas de vida (veja o link)

Os problemas comuns com a alimentação com fórmula estão listados na Tabela 35.1.

Que leite escolher?
- Para um resumo excelente veja o link "Leites para bebês no Reino Unido"
- Evitar fórmulas com soja com < 6 meses de idade
- A fórmula com leite de cabra não é adequada para bebês com < 1 ano

---

Informações: Recomendações atuais da OMS para composição da fórmula

Usar água a pelo menos 70°C para reduzir o risco de contaminação por *Salmonella* ou *Cronobacter sakazakii*. Estas são incomuns, mas podem ser sérias, e a mortalidade historicamente tem sido alta.

Tabela 35.1 Problemas comuns com alimentação por fórmulas

Diagnóstico	História	Tratamento
Gases/cólica	Inquieto após alimentação	Estimulando enrolar o bebê
	Deglutição de ar	A cólica severa pode estar relacionada com a intolerância à proteína do leite de vaca (CMPI)
	Choro	Uma semana de teste com fórmula hidrolisada
		Excluir UTI, se choro excessivo
		Probióticos podem ajudar
Intolerância à proteína do leite de vaca (veja Capítulo 12)	Vômitos, diarreia ou sangue nas fezes ± eczema	Mudar para alimento hidrolisado
		Se severo, considerar alimentação elementar
	História familiar de atopia	
Constipação (veja Capítulo 14)	Fezes duras infrequentes	Verificar composição correta da fórmula (veja Informações: Recomendações atuais da WHO para composição da fórmula)
	Verificar se houve eliminação de mecônio nas primeiras 24-48 horas	
Refluxo gastroesofágico (veja Capítulo 3)	Choro, arquear-se para trás e recusar alimentação	Veja o Capítulo 3
		Também considerar CMPI
Obesidade	Peso cruza os percentis de forma ascendente	Verificar se está diluindo a fórmula corretamente
	Mais provável com leite em fórmula do que amamentação ao seio	Discutir frequência da alimentação e sinais de fome
		Após 6 semanas de idade, alimentação noturna geralmente não é necessária
		As causas médicas são raras: registar comprimento e córtex orbitofrontal

Leitura adicional

Douglas PS, Hill PS. The crying baby: what approach? *Curr Opin Pediatr* 2011;23:523-529

Hemachandra AH, Howards PP, Furth SL, Klebanoff MA. Birth weight, postnatal growth, and risk for high blood pressure at 7 years of age: results from the Collaborative Perinatal Project. *Pediatrics* 2007;119:e1264-1270

Lempainen J, Tauriainen S, Vaarala O *et al.* Interaction of enterovirus infection and Cow's milk-based formula nutrition in type 1 diabetes-associated autoimmunity. *Diabetes Metab Res Rev* 2012;28:177-185

Singhal A, Kennedy K, Lanigan J *et al.* Nutrition in infancy and long-term risk of obesity: evidence from 2 randomized controlled trials. *Am J Clin Nutr* 2010;92:1133-1144

Links importantes na *web*

Correct positioning for bottle feeding:
http://www.nhs.uk/Conditions/pregnancy-and-baby/Pages/bottle-feeding-advice.aspx

Infant milks in the UK: http://www.cwt.org.uk/pdfs/infantsmilk_web.pdf

http://www.nhs.uk/Planners/birthtofive/Pages/bottle-feeding.aspx

Nutrição em bebês prematuros

CAPÍTULO 36

Os bebês nascidos prematuramente (< 37 semanas de gestação) têm diferentes desafios nutricionais, dependendo da idade gestacional no parto. Aqueles com < 34 semanas de gestação podem não conseguir sugar o seio/mamadeira. Bebês com peso muito baixo ao nascimento (VLBW) (< 1.500 g) e bebês com peso extremamente baixo ao nascimento (ELBW) (< 1.000 g) têm necessidades maiores de líquidos e calorias e possuem risco maior de enterocolite necrosante (NEC). O leite materno é o alimento inicial de escolha para todos os bebês prematuros, com taxas de NEC mais baixas e melhor absorção dos nutrientes e fornece LC-PUFA. As mães devem ser envolvidas nos planos de alimentação e apoiadas para retirar manualmente o leite do seio, até que os bebês consigam sugar (veja o *link*). O contato pele a pele entre o bebê e a mãe é encorajado.

Alimentação de bebês com < 1.500 g de peso ao nascimento

A maioria destes bebês precisa de nutrição parenteral (PN) com a introdução gradual de alimentação enteral depois de clinicamente estáveis.
- A PN é aumentada por 4-5 dias até cerca de 150 mL/kg/dia
- A alimentação enteral precoce com leite materno retirado manualmente (EBM) é benéfica, mas pode aumentar as taxas de NEC (Tabela 36.1); portanto, foram introduzidos programas padronizados em muitas unidades, p. ex., alimentação mínima (trófica) para os primeiros 6-8 dias seguidos de aumentos de 20 mL/kg/dia até que seja alcançada a ingestão-alvo de volume/calorias
- É usado fortificante do leite materno para atingir a concentração adequada de calorias depois que os volumes atingem 150 mL/kg/dia
- Podem ser necessários volumes de até 180 mL/kg de alimento
- Se não puder ser usado EBM, deve ser usada uma fórmula para pré-termos de baixa osmolaridade. A suplementação de vitaminas lipossolúveis, cálcio, fosfato e ferro pode ser necessária

Tabela 36.1 Fatores que afetam o risco de enterocolite necrosante	
Risco reduzido	**Risco aumentado**
Leite humano	Fórmula láctea
Probióticos	Espessantes com base em goma xantana no alimento
Lactoferrina	Transfusão sanguínea
	Ranitidina

Encorajando a alimentação oral
O desenvolvimento oromotor é auxiliado por:
- Sucção não nutritiva
- Acariciando as bochechas, lábios, língua e gengivas

Informações: Bancos de leite
• Objetivam aumentar a quantidade de leite materno disponível primariamente para bebês prematuros, cujas mães não podem fornecer o próprio leite
• O leite é aceito de mães com bebês com menos de 6 meses de idade
• Critérios de exclusão para as doadoras: tabagismo, ingestão regular de álcool > 1-2 unidades 1 ou 2 vezes por semana; HBV, HCV, HIV 1 ou 2 ou sífilis positivos. Usuárias atuais/recentes de drogas e aquelas em risco aumentado de CJD também são excluídas

Resultados
A melhora na nutrição em bebês prematuros leva a um decréscimo nas complicações, incluindo NEC, e melhora o potencial de desenvolvimento a longo prazo, com redução no risco de paralisia cerebral.

Leitura adicional
McCallie KR, Lee HC, Mayer O, Cohen RS, Hintz SR, Rhine WD. Improved outcomes with a standardized feeding protocol for very low birth weight infants. *J Perinatol* 2011;31(Suppl 1):S61-67

Stephens BE, Walden RV, Gargus RA *et al*. First-week protein and energy intakes are associated with 18-month developmental outcomes in extremely low birth weight infants. *Pediatrics* 2009;123:1337-1343

Sullivan S, Schanler RJ, Kim JH *et al*. An exclusively human milk-based diet is associated with a lower rate of necrotizing enterocolitis than a diet of human milk and bovine milk-based products. *J Pediatr* 2010;156:562-567.e1

Links importantes na *web*

UK association for milk banking: http://www.ukamb.org/
NICE guideline on milk banks (July 2011): http://guidance.nice.org.uk/CG93
Expressing breast milk: http://www.nhs.uk/Conditions/pregnancy-and-baby/pages/expressing-storing-breast-milk.aspx

Problemas com o desmame

CAPÍTULO 37

As recomendações da OMS são de incentivar a alimentação exclusiva ao seio com a introdução de sólidos em torno dos 6 meses de idade.

O desmame antes de 16 semanas não é aconselhado em razão da imaturidade do intestino. Atraso no desmame muito além dos 6 meses foi associado à doença celíaca, alergia, deficiência de ferro e aversão a sólidos.

Aspectos importantes
- Família comendo junto: encoraja bons padrões alimentares e o desenvolvimento dos aspectos sociais da alimentação
- Recusa de alimentos sólidos: história de alimentação por sonda, introdução tardia de sólidos, refluxo gastroesofágico

---

Informações: iniciando o desmame

- Introduzir sabores diariamente quando com fome e não muito cansado, sentado com bom controle da cabeça e demonstrando interesse no alimento
- Não deve ser acrescentado sal a alimentos do bebê em razão do sistema renal imaturo
- Introduzir sólidos gradualmente
- Desmame conduzido pelo bebê *(baby-led weaning)* é quando alimentos sólidos são dados para segurar, em vez de o bebê ser alimentado com colher. Isto pode melhorar a regulação da ingestão alimentar a longo prazo
- Recomenda-se uma combinação de alimentação com a colher e desmame conduzido pelo bebê

Informações: Vitaminas e minerais no bebê mais velho
Suplementos de vitamina D devem ser prescritos para todos os bebês que recebem < 500 mL de fórmula por dia e crianças entre 1-5 anos.

Leitura adicional

Fewtrell MS. The evidence for public health recommendations on infant feeding. *Early Hum Dev* 2011;87:715-721

Links importantes na *web*

http://www.nhs. uk/Planners/birthtofive/Pages/Weaningfirststeps.aspx
For the eversion of the *Birth to Five* (2009) chapters on weaning see:
   http://www.dh.gov.uk/prod_consum_dh/groups/dh_digitalassets/documents/digitalasset/dh_107710.pdf

Bebê ou criança com déficit alimentar

CAPÍTULO 38

A alimentação insuficiente pode-se dever a muitos fatores, incluindo a coordenação pobre da sucção/deglutição, doença gastrointestinal ou fatores sociais. É necessária investigação quando existe perda de peso ou ganho inadequado de peso, engasgar com alimentos ou pneumonia recorrente por aspiração (Tabela 38.1). A conduta depende da causa subjacente.

Características importantes da história

- Atraso no estabelecimento da alimentação: pode indicar uma condição neurológica subjacente
- Alteração na tolerância aos alimentos com a mudança da alimentação, p. ex., do seio para fórmula ou desmamando – considerar alergia a alimentos
- Doença precoce ou prematuridade
- Crianças/adolescentes com distúrbios do espectro autista podem ter um repertório alimentar muito limitado, comendo somente muito poucos alimentos selecionados. Algumas crianças com síndrome de Asperger relatam pouco apetite e nenhuma fome e, consequentemente, podem comer pouco

Informações: Ganho de peso inconsistente
• Sucção insuficiente e pouco apetite às 6 semanas de idade, com reforço materno, são preditores de ganho de peso inconsistente não orgânico em bebês, com atraso oromotor sutil
• Ganho de peso inconsistente antes de 8 semanas está associado a QI reduzido aos 8 anos
• Fatores maternos e socioeconômicos *não* são frequentemente significativos, porém depressão pós-natal, idade materna mais avançada e famílias asiáticas foram associadas

Tabela 38.1 Diagnóstico diferencial de déficit alimenatr na infância

Diagnóstico	História	Investigação	Tratamento
Desenvolvimento oromotor atrasado/anormal	Engasgar na alimentação, sialorreia, aspiração recorrente, prematuridade, hipotonia	Terapeuta da fala e linguagem (SALT) avaliação com videofluoroscopia	Programa de estimulação oral (fonoaudiologia)
			Alimentos espessados
		Excluir distúrbio do desenvolvimento neuromotor	Alimentação enteral, se deglutição insegura
Lábio/palato leporino		Encaminhamento a otorrino	Mamadeira com *design* especial
			Cirurgia corretiva
Doença cardíaca congênita	Transpiração ao se alimentar, dispneia, cianose central	Ecocardiografia e revisão cardiológica	Alimentação mais frequente e com porções menores
			Considerar alimentação enteral
Dismotilidade do intestino anterior	Vômitos	Ingestão de bário	Alimentação jejunal

(Continua)

Tabela 38.1 *(Cont.)*

Diagnóstico	História	Investigação	Tratamento
Língua presa	Foram relatadas dificuldades na amamentação		Considerar correção, se severa
Estenose pilórica	Vômito em jato	Veja Capítulo 3	Piloromiotomia
Refluxo esofágico	Vômito recorrente, arqueamento das costas, dorme pouco, choro	Veja Capítulo 3	Veja Capítulo 3
Intolerância à proteína do leite de vaca	Vômitos e choro, eczema, história familiar de atopia ou alergia	Veja Capítulo 12	Veja Capítulo 12
Fístula traqueoesofágica	Engasgos, sialorreia, tosse e/ou cianose na alimentação com broncoaspiração, déficit de alimentação, história de polidrâmnio	Excluir tissomia 21 ou 18, CHARGE, VACTERL Tentativa de passar sonda NG até o estômago Raios X	Cirúrgico: classificado como emergência cirúrgica

Causas de déficit alimentar na criança maior
- Considerar doença gastrointestinal subjacente, dor, descuido, espectro autista, transtornos alimentares, caquexia
- Crianças com neofobia alimentar comem somente uma dieta muito limitada, frequentemente apenas alimentos secos e muito poucas frutas ou vegetais. Frequentemente existe uma associação à hipersensibilidade do olfato e toque, p. ex., esquiva de brincadeiras que fazem sujeira, e a melhora é lenta ao longo do tempo. Encorajar brincar com a comida, outras brincadeiras que fazem sujeira e momentos regulares fora das refeições para experimentar novos alimentos podem trazer benefícios. Pode não haver uma melhora significativa na variedade dietética, até que as pressões sociais por comer aumentem na adolescência

Leitura adicional
Emond A, Drewett R, Blair P, Emmett P. Postnatal factors associated with failure to thrive in term infants in the Avon Longitudinal Study of Parents and Children. *Arch Dis Child* 2007;92:115-119

Okoromah CA, Ekure EN, Lesi FE, Okunowo WO, Tijani BO, Okeiyi JC. Prevalence, profile and predictors of malnutrition in children with congenital heart defects: a case-control observational study. *Arch Dis Child* 2011;96:354-360

Wright CM, Parkinson KN, Drewett RF. How does maternal and child feeding behavior relate to weight gain and failure to thrive? Data from a prospective birth cohort. *Pediatrics* 2006;117:1262-1269

Aversão alimentar

CAPÍTULO 39

Isto pode ocorrer após alimentação enteral ou parenteral prolongada, vômitos ou ansiedades alimentares na família. Está associado ao atraso no desmame e distúrbios do espectro autista.

Caraterísticas importantes da história
- Prematuridade, alimentação enteral prolongada, insuficiência intestinal, vômitos significativos na primeira infância
- Padrões de alimentação familiar: comer juntos à mesa, cozinhar em casa, fazer lanches
- Outra aversão sensorial
- Ansiedade dos pais e "alimentação forçada" podem exacerbar a aversão alimentar
- História familiar de aversão alimentar

Diagnóstico diferencial
- Aversão sensorial primária: isolada ou parte de distúrbio do espectro autista
- Aversão alimentar secundária a atraso na introdução de alimentos orais ou vômitos persistentes
- Distúrbio oromotor
- Fenda palatina
- Dismotilidade do intestino anterior com vômitos

Investigações
- Avaliação por fonoaudiólogo o que pode incluir videofluoroscopia para disfunção oromotora

Tratamento

- Não existe padrão específico de reintrodução dietética para aversão alimentar
- Quando da retirada da nutrição enteral para dieta oral, a redução gradual das calorias totais e do número de horas de alimentação noturna ajuda a desenvolver fome e encoraja a alimentação. Isto deve ser feito com o apoio de uma equipe alimentar multidisciplinar, incluindo um fonoaudiologista e psicólogo
- Para aversão sensorial mais generalizada ou neofobia alimentar, encorajar a introdução gradual de novos alimentos à dieta. O uso regular de momentos de 'jogo' com a comida fora das refeições normais pode permitir que a criança explore novos alimentos num ambiente de pouca pressão. Brincadeiras que fazem sujeira são úteis para aversão sensorial generalizada
- As famílias devem ser encorajadas a comerem juntas e a evitarem pressionar excessivamente a criança a comer

Leitura adicional

Evans S, Daly A, MacDonald A, Davies P, Booth IW. Impact of nutrient density of nocturnal enteral feeds on appetite: a prospective, randomised crossover study. *Arch Dis Child* 2007;92:602-607

Shim JE, Kim J, Mathai RA; STRONG Kids Research Team. Associations of infant feeding practices and picky eating behaviors of preschool children. *J Am Diet Assoc* 2011;111:1363-1368

Wright CM, Smith KH, Morrison J. Withdrawing feeds from children on long term enteral feeding: factors associated with success and failure. *Arch Dis Child* 2011;96:433-439

Ingestão de substâncias não alimentares (pica)

CAPÍTULO 40

Pica é a ingestão de substâncias não alimentares, p. ex., papel de parede, grama, cabelo (Tabela 40.1). Ela é mais comum em crianças pré-escolares. Pode estar associada à deficiência de ferro e zinco.

A apresentação é variável e pode ser inespecífica (Tabela 40.1). Se um objeto metálico ingerido não puder ser confirmado como isento de chumbo, os níveis de chumbo devem ser verificados.

Características importantes da história
- Autismo
- Residência antiga (tinta com chumbo)

Sinais de alerta: Sinais de tricobezoar ▶
Bezoares gástricos podem levar a:
• Úlceras e perfuração gástricas
• Intussuscepção
• Colestase
• Obstrução do intestino delgado
Noventa por cento dos casos são meninas com < 20 anos de idade

Resultados
- Bons resultados podem frequentemente ser obtidos com a remoção do bezoar
- Poderá ser necessário apoio psiquiátrico, especialmente para tricotilomania.
- Para envenenamento com chumbo, o reconhecimento precoce conduz a melhores resultados

Tabela 40.1 Diagnóstico de ingestão não alimentar

Diagnóstico	História	Investigação	Manejo
Envenenamento com chumbo	Dor abdominal, vômitos, constipação, irritabilidade, agitação, encefalopatia aguda Residência antiga (tinta com chumbo)	FBC e sangue periférico AXR pontilhado com partículas de chumbo Raios X do joelho: linhas de chumbo Nível de chumbo no sangue (investigar melhor se > 1 µg/mL); sintomas frequentemente ocorrem somente se o nível for > 2,5 µg/mL	Terapia de quelação com dimercaprol, edetato dissódico de cálcio ou succimer, se nível > 4,5 µg/mL Remoção endoscópica de objetos do trato intestinal superior; para aqueles além do estômago, irrigação de todo o intestino com PEG Educação e eliminação de fontes de chumbo
Tricobezoar (Figura 40.1)	Tricotilomania, tricofagia, vômitos, dor abdominal, ± massa abdominal	Radiografia abdominal Endoscopia Frequentemente gástrico, mas descrito em todas as partes do trato gastrointestinal	Gástrico: remoção endoscópica com fragmentação do bezoar Terapia enzimática e lavagem gástrica podem ser necessárias Encaminhamento psiquiátrico para prevenir recorrência
Lactobezoar	Dor abdominal e vômitos	Ultrassonografia abdominal Radiografia abdominal e radiografia com duplo contraste do trato gastro-intestinal superior, usando um meio não iônico solúvel em água com insuflação de ar também são descritos	Nasogástrico N-acetilcisteína 10 mg/kg em 50 mL de solução salina normal Aspirar a cada 6 horas até que nenhum coalho de leite seja visível e a dissolução confirmada com ultrassonografia

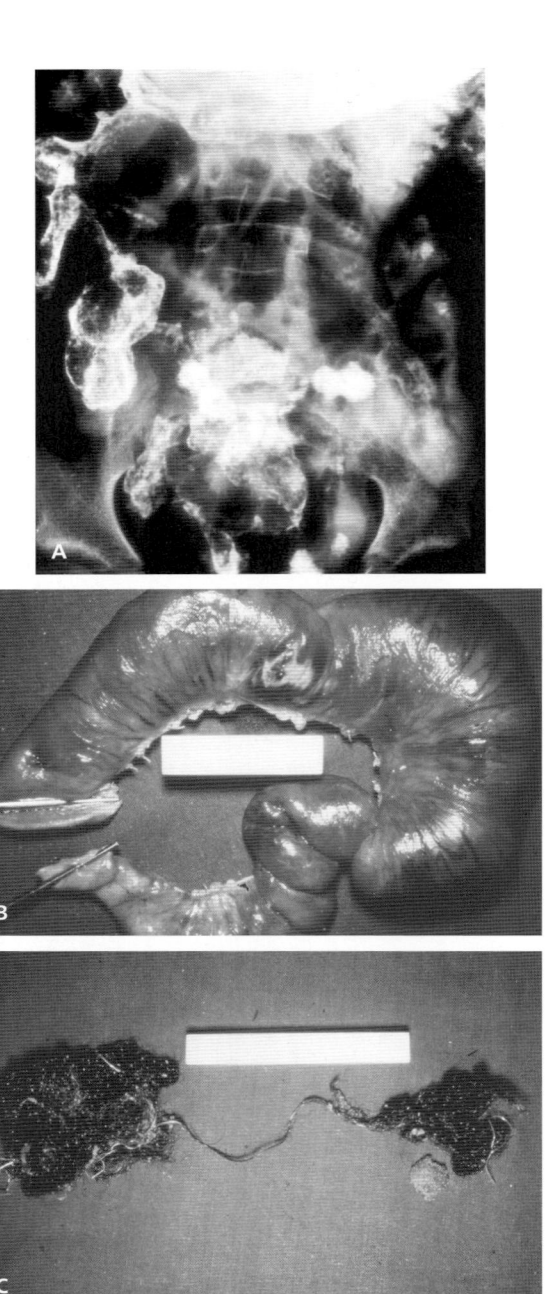

Figura 40.1 (A) Estudo com bário de paciente com vômitos e dor abdominal recorrentes e três episódios de intussuscepção, apresentando múltiplos defeitos de preenchimento e um quadro radiológico incomum. (B) A laparotomia revelou intussuscepções ileoileais gangrenosas. (C) O lúmen foi fechado pelo cabelo, cordão e lã engolidos. (Ver *Prancha* em *Cores*.)

Leitura adicional

Gonuguntla V, Joshi DD. Rapunzel syndrome. *Clin Med Res* 2009;7:99-102

Lynch KA, Feola PG, Guenther E. Gastric trichobezoar: an important cause of abdominal pain presenting to the pediatric emergency department. *Pediatr Emerg Care* 2003;19:343-347

VanArsdale JL, Leiker RD, Kohn M, Merritt TA, Horowitz BZ. Lead poisoning from a toy necklace. *J Pediatr* 2004;114:1096-1099

Nutrição em disfunção neuromotora

CAPÍTULO 41

A criança com uma disfunção neuromotora está em alto risco de complicações gastrointestinais, em particular dificuldades de alimentação e deglutição (Tabela 41.1). Crianças com paralisia cerebral possuem uma alta taxa de dificuldades alimentares (> 50%), e naquelas com tetraplegia, isto pode subir para 85%.

Características importantes da história
- Duração dos horários de refeição
- Infecções respiratórias recorrentes: podem indicar pneumonias por aspiração
- Episódios de engasgos

Exame
- Avaliar desnutrição pode ser difícil, mas gráficos de crescimento encontram-se disponíveis para paralisia cerebral e outras disfunções neurológicas. Espessura da prega cutânea do tríceps < 10°, centil é sugestiva de desnutrição em paralisia cerebral
- O exame para avaliação nutricional deve incluir perfusão dos membros e força muscular, incluindo a capacidade de tossir e o uso dos músculos acessórios da respiração

Tratamento
- Se as refeições frequentemente levam > 30 minutos, considerar gastrostomia com alimentação oral limitada a 20-30 minutos
- Na presença de deglutição insegura, deve ser realizada gastrostomia ± fundoplicatura, após um teste com alimentação nasogástrica (veja Capítulo 49).

Tabela 41.1 Fatores que podem afetar a alimentação em crianças com disfunção neuromotora

Característica	Apresentação	Investigação	Tratamento
Deglutição insegura	Sialorreia, engasgos com o alimento, broncoaspiração	Avaliação com videofluoroscopia Radiografia de tórax	Usar alimentação enteral
Deglutição atrasada	Acúmulo de secreções na boca	Avaliação com videofluoroscopia	Pode necessitar de líquidos espessados Alimentação oral lenta
Dismotilidade do intestino anterior	Regurgitação, vômitos, broncoaspiração	Estudo do Ph Radiografia de tórax Estudo com contraste do trato gastrointestinal superior para excluir má rotação	Agentes antirrefluxo Considerar alimentação jejunal/fundoplicatura
Constipação	Vômitos: pouco apetite	Exame por via retal Radiografia abdominal (se incerteza)	Laxativos Alimentação com alto teor de fibras

SALT, terapeuta da fala e linguagem.

- Refluxo gastroesofágico deve ser tratado clinicamente antes de considerar a fundoplicatura, a menos que exista broncoaspiração significativa decorrente do refluxo (veja Capítulo 3)
- Vômitos em paralisia cerebral podem ser secundários a reflexo anormal do vômito com vômito vigoroso, excesso de salivação ou esforço para vomitar. Se houver esforço considerável para vomitar, a fundoplicatura pode não impedir que o quadro persista

Resultados

Com boa nutrição as complicações clínicas são reduzidas, com menos internações hospitalares e uma melhor qualidade de vida familiar.

Leitura adicional

Srinivasan R, Irvine T, Dalzell M. Indications for percutaneous endoscopic gastrostomy and procedure-related outcome. *J Pediatr Gastroenterol Nutr* 2009;49:584-588

Sullivan PB (ed). Feeding and Nutrition in Children with Neurodevelopmental Disabilities. London: Mac Keith Press, 2009

Turck D, Michaud L. Growth in children with neurological impairments. *J Pediatr Gastroenterol Nutr* 2010;51:S143-S144

Desnutrição

CAPÍTULO 42

A desnutrição em crianças em razão da falta de alimento é rara no Reino Unido. A maior parte da subnutrição está relacionada com a doença crônica, com cerca de 10-20% das crianças hospitalizadas em risco (Tabela 42.1). O registro seriado de altura e peso pode auxiliar a identificação mais precoce em crianças vulneráveis.

Distúrbios alimentares em crianças pequenas são incomuns (incidência de 3 por 100.000).

Características importantes da história
- Perda de peso repentina
- Sialorreia, tosse, engasgos, disfagia e/ou impactação alimentar
- Vômitos, dor abdominal, diarreia
- Azia e dispepsia
- Febre
- Sede e aumento de diurese
- Alergia a alimentos
- Preocupações com a imagem corporal
- Doença factícia pode-se apresentar com déficit alimentar
- Doença hepática

Exame
- Icterícia, hepatoesplenomegalia: doença hepática
- Plenitude e sensibilidade na fossa ilíaca direita: doença de Crohn em íleo terminal, linfoma
- Sensibilidade epigástrica: gastrite
- Extremidades frias, lanugem, bradicardia, hipotensão postural: transtorno alimentar
- Dentição pobre: celíaca, bulimia nervosa
- Marcas nas articulações metacarpofalangianas: evidência de vômito autoinduzido
- Hepatoespenomegalia, linfadenopatia: malignidade, p. ex., linfoma, leucemia

Tabela 42.1 Patologias comumente associadas à desnutrição

Diagnóstico	Apresentação
Doença inflamatória intestinal	Dor abdominal
	Diarreia (± sangue)
	Crescimento linear inconsistente
	Atraso puberal
Helicobacter pylori	Vômitos
	Náusea
	Dispepsia
	Sensibilidade dolorosa epigástrica
Doença celíaca	A apresentação varia com a idade (veja Capítulo 12) e pode incluir dor abdominal, vômitos, diarreia
Esofagite eosinofílica	Disfagia
	Dor abdominal
	Impactação alimentar
	Alergia conhecida/atopia
Distúrbio alimentar (veja Informações: Distúrbios alimentares)	Perda do apetite
	Imagem corporal alterada
	Extremidades frias
	Lanugem
	Bradicardia
Distúrbio do espectro autista	Restrição alimentar e alimentação "maníaca"
	Aversão sensorial
Diabetes melito	Polidipsia
	Poliúria
	Dor abdominal
Doença hepática crônica (veja Capítulo 24)	Baixo ganho ponderal
	Prurido
	Deficiência de vitamina lipossolúvel
	Sangramento na gengiva e hematomas

Investigações
- Avaliação da alimentação básica: incluindo U&E, cálcio, fosfato, magnésio, CRP, oligoelementos (cobre, selênio, zinco), vitaminas lipossolúveis (A, D, E, PT), ferritina, glicose
- Glicose e cetonas na urina
- Veja as seções de Gastroenterologia e Hepatologia para doenças gastrointestinais/hepáticas específicas
- Para distúrbios de imunodeficiência, veja Capítulo 9

Conduta
- Os planos para manejo de doenças crônicas devem considerar especificamente a alimentação com o apoio de um nutricionista ou/equipe de apoio nutricional
- Dependendo da causa, o tratamento pode incluir aconselhamento sobre alimentos com alto teor calórico e o uso de gordura extra misturada com os alimentos para aumentar a ingestão de calorias sem a necessidade de aumentar substancialmente o volume de alimento ingerido. Se isto for insuficiente, podem ser usados suplementos nutricionais, embora estes possam reduzir mais a ingestão de alimentos pela supressão do apetite. Podem ser necessários alimentos enterais, frequentemente durante a noite, ou mesmo apoio nutricional parenteral
- Observe que, nas desnutrições severa e aguda, a síndrome de realimentação é uma possibilidade. Deficiências vitamínicas minerais podem acompanhar a desnutrição (Tabela 42.2)

Tabela 42.2 Características da deficiência vitamínica na desnutrição

	Deficiência encontrada especialmente em	Deficiência específica	Sinais/sintomas
Vitamina			
Vitaminas lipossolúvies (A, D, E, K)	Má absorção de gordura, incluindo fibrose cística, colestase, síndrome do intestino curto	Vitamina A	Cegueira noturna
			Hiperceratose
			Xeroftalmia, imunidade comprometida

(Continua)

Tabela 42.2 *(Cont.)*

	Deficiência encontrada especialmente em	Deficiência específica	Sinais/sintomas
		Vitamina D	Raquitismo
			Osteomalacia
			Raquitismo congênito, se deficiência materna
		Vitamina E	Anemia hemolítica do recém-nascido
			Neuropatia periférica
			Fraqueza muscular
			Oftalmoplegia
		Vitamina K	Doença hemorrágica do recém-nascido
			Outra hemorragia, p. ex., gengiva
			Fraqueza óssea
Vitamina B_{12}	Doença/ressecção ileal terminal		Anemia
	Atrofia gástrica com fator intrínseco diminuído		Depressão
			Degeneração combinada subaguda da medula
	Anemia perniciosa		
Vitamina C	Desnutrição		Escorbuto
	Má absorção		Má cicatrização de feridas
			Hematomas
			Alterações cutâneas
			Eventualmente, insuficiência cardíaca, edema e convulsões

Tabela 42.2 *(Cont.)*

	Deficiência encontrada especialmente em	Deficiência específica	Sinais/sintomas
Mineral			
Zinco	Síndrome do intestino curto	Acrodermatite enteropática	Erupção cutânea severa na área das fraldas, rosto
	Após cirurgia de desconexão gástrica	Observe que também ocorre como um distúrbio recessivo raro	Diarreia
	Inflamação intestinal		Má cicatrização de feridas
			Fotofobia
			Aumento de risco de infecção
Cobre		Cirurgia bariátrica	Pancitopenia
			Osteoporose
		Doença de Menke ligada ao X	Separação da epífise
Selênio		Doença de Keshan em áreas de solo pobre em selênio	Cardiomiopatia
			Miopatia esquelética

Informações: Distúrbios alimentares

NB: É importante, primeiro, excluir algum processo de doença subjacente

Investigações
- Pressão arterial deitado e de pé para hipotensão postural
- ECG, U&E, fosfato e magnésio
- Marcadores inflamatórios, função da tireoide e calprotectina

Conduta
- Encaminhar para um psiquiatra infantil ou de adolescentes dentro de uma equipe de distúrbios alimentares
- A admissão a uma unidade especializada pode ser necessária para reintrodução estruturada de alimento e apoio familiar

(Continua)

- Internação hospitalar: considerar se alto risco clínico (veja sinal de alerta para MARSIPAN Júnior). As internações requerem supervisão dietética rigorosa, monitoramento regular de líquidos e eletrólitos para síndrome de realimentação, monitoramento cardíaco e um enfermeiro de saúde mental para apoiar crianças de alto risco, p. ex., pensamentos suicidas

Nota: crianças com distúrbios alimentares podem demonstrar comportamentos manipulativos. É importante um plano consistente conhecido por todos os membros da equipe e os pais, incluindo o tamanho exato da porção, monitoramento na hora das refeições (incluindo 30 minutos após a refeição – risco de vômito induzido).

Sinal de alerta: distúrbios alimentares ▶

MARSIPAN Júnior para categorização vermelho âmbar e verde http://www.rcpsych.ac.uk/files/pdfversion/CR168.pdf).

Observe que o risco mais alto para morte súbita é um BMI ou % de peso para altura < 70%.

Este último pode ser calculado:

BMI atual × 100/BMI do 50° centil para a idade da criança.

Informações: Nutrição em crianças em quimioterapia

Mucosite oral: a mucosa oral possui um índice mitótico muito alto e, portanto, está em alto risco para mucosite com a quimioterapia, ocorrendo ulceração oral e inflamação. A dor pode ser suficientemente severa para requerer opioides e frequentemente impede as crianças de comer.

Síndrome de realimentação

A síndrome de realimentação ocorre em crianças tratadas para desnutrição severa aguda ou desnutrição crônica (Algoritmo 42.1). Pode ocorrer com alimentação oral, enteral ou parenteral.

Sinal de alerta: Sinais de realimentação ▶

- Os sinais precoces são inespecíficos
- Medidas regulares de eletrólitos séricos para queda no fosfato e magnésio e monitoramento com ECG, se os níveis de fosfato forem < 0,5 mmol/L
- Outros sinais precoces incluem confusão, fraqueza muscular e insuficiência cardíaca

Desnutrição | 207

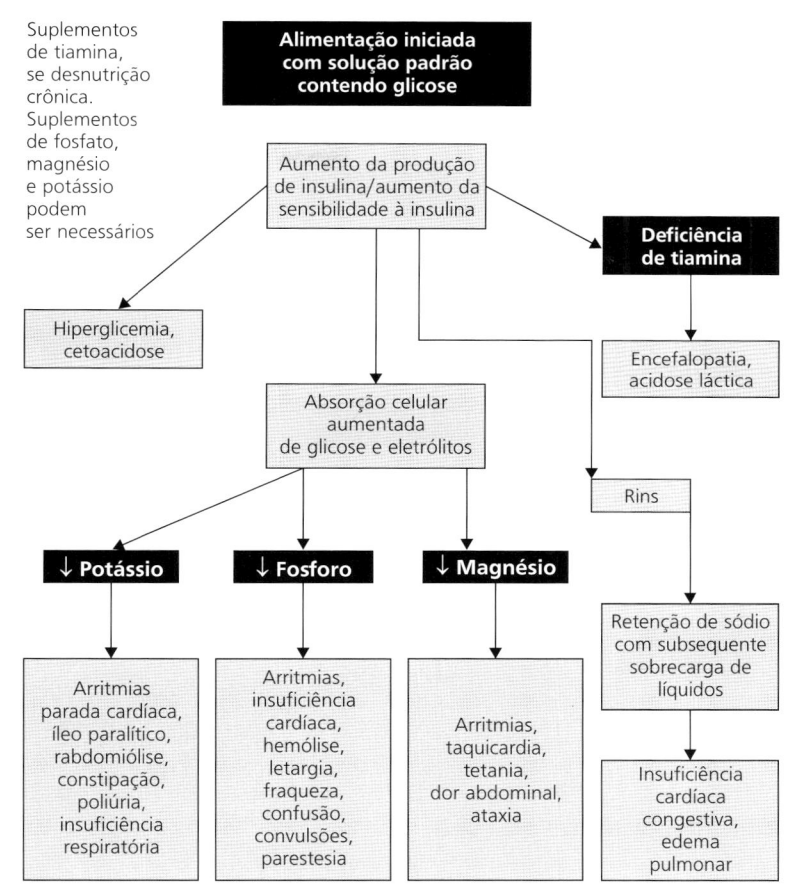

Algoritmo 42.1 Complicações da realimentação.

Fluxograma:

- Suplementos de tiamina, se desnutrição crônica. Suplementos de fosfato, magnésio e potássio podem ser necessários
- **Alimentação iniciada com solução padrão contendo glicose**
  - → Aumento da produção de insulina/aumento da sensibilidade à insulina
    - → Hiperglicemia, cetoacidose
    - → **Deficiência de tiamina**
      - → Encefalopatia, acidose láctica
    - → Absorção celular aumentada de glicose e eletrólitos
      - → **↓ Potássio** → Arritmias, parada cardíaca, íleo paralítico, rabdomiólise, constipação, poliúria, insuficiência respiratória
      - → **↓ Fosforo** → Arritmias, insuficiência cardíaca, hemólise, letargia, fraqueza, confusão, convulsões, parestesia
      - → **↓ Magnésio** → Arritmias, taquicardia, tetania, dor abdominal, ataxia
    - → Rins → Retenção de sódio com subsequente sobrecarga de líquidos → Insuficiência cardíaca congestiva, edema pulmonar

---

Informações: Efeito da inanição no metabolismo

- Depois que as reservas de glicogênio estão esgotadas, não existe suprimento de glicose prontamente disponível, portanto a energia é produzida a partir dos músculos esqueléticos
- A lipólise de ácidos graxos subsequente produz corpos cetônicos
- A produção de insulina cai em razão da baixa ingestão de carboidratos
- As concentrações circulantes de eletrólitos, particularmente fosfato, são mantidas à custa dos depósitos intracelulares

Investigações
- Medição diária (ou 2 vezes ao dia) de eletrólitos, incluindo fosfato, magnésio, potássio e sódio
- ECG: monitoramento com ECG se queda significativa nos níveis de fosfato ou intervalo QT prolongado

Tratamento
- Aumento progressivo das calorias 200-300 calorias/dia por 1-2 semanas
- A realimentação deve começar no nível da ingestão atual de calorias e não mais baixo, e ser conduzida por um nutricionista experiente
- Também existe um risco de subalimentação prolongada, se a alimentação for inapropriadamente baixa, e deve ser procurada a orientação de um especialista

Resultados
- O reconhecimento precoce e o pronto tratamento de hipofosfatemia evitam complicações ameaçadoras à vida
- É necessário trabalho em conjunto com um centro especializado/equipe de apoio nutricional nos casos severos

Leitura adicional
Gerasimidis K, Macleod I, Maclean A *et al.* Performance of the novel Paediatric Yorkhill Malnutrition Score (PYMS) in hospital practice. *Clin Nutr* 2011;30:430-435

Links importantes na *web*
Eating disorders: NICE guidelines 2004 http://www.nice.org.uk/CG009
   http://www.nice.org.uk/CG009Junior MARSIPAN: http://www.rcpsych.ac.uk/files/pdfversion/ CR168.pdf

Obesidade

CAPÍTULO 43

A obesidade infantil faz parte de uma epidemia global. Mais de 25% das crianças no Reino Unido estão acima do peso, e espera-se que este número aumente para mais de 50% até 2020. O ganho de peso ocorre em consequência de um equilíbrio energético positivo, isto é, ingerir mais calorias do que é gasto. Medicações, distúrbios genéticos e imobilidade física aumentam o risco de obter um equilíbrio positivo.

O índice de massa corporal (BMI) [peso (kg)/altura (m^2)] varia com a idade e o sexo. O BMI da criança deve ser registrado em gráfico. Na prática clínica, geralmente um BMI > 91° centil e > 98° centil é reconhecido como sendo sobrepeso e obeso, respectivamente. Obesidade grave é definida como um BMI > 99,6° centil, com obesidade muito grave e extrema definida como BMI > 3,5 SD (desvio-padrão) e > 4 SD, respectivamente (gráficos do RCPCH UK 2013).

A obesidade é classificada como primária (patológica) ou secundária (simples) (Tabela 43.1). A obesidade secundária pode ser responsiva ao tratamento.

Características importantes da história

- Idade de início da obesidade: início precoce associado a causas genéticas
- Anomalias congênitas, p. ex., polidactilia, Bardot-Biedl
- Hipotonia: síndrome de Prader-Willi
- Dificuldades de aprendizagem
- Histórico nutricional: ser minucioso
- Atividade física: frequência, duração, intensidade
- Crescimento: causa subjacente para obesidade, p. ex., disfunção endócrina
- Poliúria/polidipsia: diabetes tipo 2
- História familiar: obesidade, diabetes tipo 2, hipertensão
- Problemas para dormir: ronco, agitação após o sono, letargia

Tabela 43.1 Comparação de obesidade simples e patológica	
Obesidade simples	**Obesidade patológica**
Comum	Rara
História familiar forte	História familiar: rara
Estatura alta	Estatura baixa
Exame físico normal	Características dismórficas e outros estigmas
Desenvolvimento normal	Atraso no desenvolvimento

Exame
- Altura e peso, BMI
- Características dismórficas – síndromes:
  - Cromossômica, p. ex., deleção de 1p36
  - Síndrome de Prader-Willi
  - Síndrome de Down
- Distribuição da adiposidade:
  - Central/cushingoide (face de lua)
  - Estrias: podem ocorrer na obesidade e não somente com síndrome de Cushing
- Acantose nigricans: pele escurecida e espessada em torno do pescoço e axilas; marcador de resistência à insulina
- Pressão arterial: usar braçadeira de tamanho apropriado
- Campos visuais/nervos cranianos: podem indicar anormalidade hipofisária

Investigações (Algoritmo 43.1)
- Ureia e eletrólitos
- Cálcio e fosfato (hormônio da paratireoide, PTH)
- Testes de função da tireoide
- Lipídios em jejum
- Testes da função hepática: transaminases
- Teste de tolerância à glicose oral
- Estudo do sono
- Teste da dexametasona: se preocupação com síndrome de Cushing
- Estudo da genética da obesidade (GOOS, Cambridge)
- Ultrassonografia do fígado: transaminases elevadas
- Pressão arterial ambulatorial

```
                    ┌─────────┐
                    │   BMI   │
                    └────┬────┘
         ┌───────────────┼───────────────┐
    ┌────┴────┐     ┌────┴────┐     ┌────┴────┐
    │  Obeso  │     │Sobrepeso│     │Sem risco│
    │BMI > 98°│     │91°<BMI<98°│   │BMI < 91°│
    └────┬────┘     └─────────┘     └────┬────┘
         │                                │
┌────────┴─────────┐  História familiar   │
│ História familiar│  pressão sanguínea  ┌┴─────────────┐
│ História específica│ colesterol sérico │ Verificar BMI│
│ Proporções corporais│ aumento rápido no BMI│ anualmente│
│ velocidade do crescimento│              └──────────────┘
│    em altura     │
└────────┬─────────┘
         │
┌────────┴─────────┐
│ Anomalias menores│
│   polidactilia   │
│   dismorfismo    │
│    hipotonia     │
└────────┬─────────┘
         │
┌────────┴─────────┐
│ Desenvolvimento de│
│    genitália     │──→ Negativo ──→ Obesidade primária
│menstruação/hirsutismo│
│ acantose nigricans │
│    Idade óssea   │──→ Positivo ──→ Endócrino/genético
└──────────────────┘                    detalhado
```

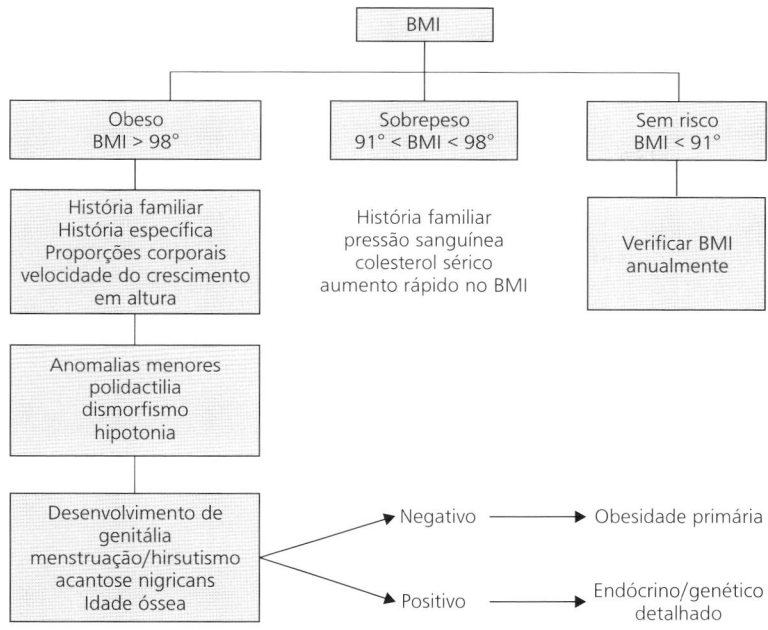

Algoritmo 43.1 Investigação da obesidade.

Tratamento

O tratamento da obesidade ainda está abaixo do ideal. Estratégias para redução do peso incluem aconselhamento e apoio dietéticos e programas para aumentar os exercícios e reduzir o tempo na frente das telas do computador e TV. Na obesidade mórbida, cirurgia bariátrica e gastrectomia em manga laparoscópica foram usadas na adolescência. Contudo, as complicações incluem deficiência de oligoelementos, e risco aumentado de suicídio foi descrito em adultos.

- Educação do paciente
- A base do tratamento é a mudança no estilo de vida:
  - Mudança nos padrões alimentares: alimentação saudável
  - Tamanho apropriado da porção
  - Reduzir comportamento sedentário e aumentar a atividade física
- Drogas – limitadas:
  - Orilistat (inibidor da lipase) pode ajudar a reduzir o peso
- Efeitos colaterais pouco tolerados: flatulência, diarreia, esteatorreia
- Cirurgia bariátrica: considerada em adolescentes pós-púberes com obesidade extrema, quando as mudanças no estilo de vida falharam. Deve ser realizada somente depois de avaliação ampla em um centro especializado

Sinal de alerta: Quando se preocupar acerca da obesidade ▶
• Baixa estatura e obesidade • Dificuldade de aprendizagem associada • Rastreio positivo para comorbidades: acantose nigricans, problemas do sono, hipertensão, doença hepática gordurosa não alcoólica

Leitura adicional

Gibson P, Edmunds L, Haslam DW *et al. An Approach to Weight Management in Children and Adolescents (2-18 Years) in Primary Care.* London: Royal College of Paediatrics, 2002

Links importantes na *web*

OSCA consensus statement on the assessment of obese children & adolescents for paediatricians –RCPCH: http://www.rcpch.ac.uk/child-health/standards-care/nutrition-and-growth/obesity/ obesity

NICE guideline CG43 2006: http://www.nice.org.uk/nicemedia/pdf/cg43niceguideline.pdf

SIGN guideline 115 Feb 2010: http://www.sign.ac.uk/pdf/sign115.pdf

Falência intestinal

CAPÍTULO 44

A falência intestinal (IF) ocorre quando a absorção dos nutrientes e água pelo intestino é inadequada para proporcionar nutrição suficiente para manutenção e crescimento, resultando na necessidade de nutrição parenteral (PN). As causas incluem a síndrome do intestino curto, anormalidades dos enterócitos e síndromes de dismotilidade.

Informações: Classificação da falência intestinal

- Tipo I: autolimitada, resolução esperada dentro de 4 semanas
- Tipo II: meio-termo, resolve-se dentro de semanas a meses, mas antes há necessidade de nutrição parenteral domiciliar (HPN)
- Tipo III: irreversível/longo prazo, frequentemente requer HPN

Características importantes na história
- História familiar
- Duração dos sintomas
- Grau da perda de peso
- Evidências de desidratação
- Infecções recorrentes/evidência de defeitos no sistema imunológico

Investigações básicas
- Nutrição sérica, incluindo:
  - U&E, cálcio, magnésio e fosfato
  - LFTs (testes de função hepática)
  - FBC e coagulação: vitamina lipossolúvel
  - Vitaminas B, folato e ferritina, triglicerídeos

- Equilíbrio hídrico rigoroso: registrar fezes, vômitos e outras perdas, p. ex., dreno torácico
- Pode ser preciso breve cateterização urinária para avaliar a eliminação precisa de urina, se diarreia muito aquosa
- Antropometria, incluindo perímetro cefálico < 1 ano de idade
- Eletrólitos urinários: para determinar a oferta adequada de sódio

Manejo geral e adaptação

A PN deve ser iniciada, quando o intestino é incapaz de fornecer nutrição por um período de, pelo menos, 1 semana, ou até mesmo um período mais curto, quando já existe desnutrição significativa. Ela não deve ser usada, quando pode ser dada nutrição enteral suficiente, ou quando o período de não alimentação provavelmente será de apenas alguns dias.

Considerar síndrome de realimentação, se perda de peso significativa (veja Capítulo 42).

Alimentação trófica

Os enterócitos necessitam de nutrição enteral para o crescimento e vitalidade ideais; portanto, mesmo pequenas quantidades de alimento dadas continuamente serão benéficas. Em bebês pequenos isto pode ser 1 mL/hora e cerca de 5 mL/hora em um bebê maior.
- Introdução lenta de alimentação enteral contínua, progredindo até a introdução de pequenos *bolus* orais
- Inibidores da bomba de prótons reduzem o volume das secreções gástricas
- Considerar alimentação jejunal, se dismotilidade do intestino anterior
- Agentes antimotilidade, como loperamida, para diarreia (se cólon presente)
- Ciclos de antibióticos enterais para crescimento bacteriano excessivo

Quando encaminhar para a equipe de apoio nutricional (NST)

Todas as crianças com falência intestinal de tipo II requerem atendimento multidisciplinar da NST para suporte contínuo e planejamento para PN domiciliar, se necessário. Depois de ser reconhecida a probabilidade de uma criança ter necessidade de PN a longo prazo para falência intestinal permanente ou síndrome do intestino curto severa, o encaminhamento não deve ser adiado.

A NST também proporciona suporte no manejo nutricional de uma criança com necessidades nutricionais complexas, especialmente quando existem fatores complicadores, como o equilíbrio hídrico e a dificuldade de estabelecer alimentação enteral ou oral.

Tabela 44.1 Comprimentos normais do intestino em diferentes idades	
Idade	Comprimento do intestino (ligamento de Treitz à válvula ileocecal)
Bebê prematuro	Correlaciona-se com a idade gestacional e dobra de comprimento de 28 semanas até o termo
Bebê a termo	240 cm
15 anos	430 cm
Adulto	600-2.000 cm

Síndrome do intestino curto (SBS)

O comprimento normal do intestino varia com a idade e aumenta maximamente durante o primeiro ano de vida (Tabela 44.1). A SBS em crianças é mais comum na primeira infância e é definida como um comprimento intestinal inferior a 80 cm, o intestino muito curto sendo definido como menor que 40 cm, e extremo como menor que 15 cm.

Características importantes da história

- Comprimento do intestino restante: < 40 cm é provável precisar de HPN
- Diâmetro e motilidade do intestino restante
- Porção restante do intestino: íleo mais provável de se adaptar do que o jejuno; cólon é importante para reabsorção da água e produção de nutrientes dos ácidos graxos de cadeia curta
- Se a válvula ileocecal for removida, existe um risco aumentado de crescimento bacteriano excessivo

Manejo e adaptação (Algoritmo 44.1 e Tabela 44.2)

Adaptação é o processo através do qual a hipertrofia e hiperplasia intestinais permitem uma maior absorção de nutrientes e água.

Limiar é o volume de alimento depois do qual o intestino não pode mais absorver nutrientes e/ou água, resultando no desenvolvimento de diarreia ± vômitos.

Informações: Cirurgia não transplante para síndrome do intestino curto

- O objetivo é reduzir o diâmetro das alças intestinais dilatadas, melhorar a estase e reduzir o crescimento bacteriano excessivo e aumentar o comprimento e a capacidade de absorção
- Procedimento **de afilamento**, se crescimento bacteriano excessivo, mas não é necessário comprimento intestinal aumentado

Complicações da síndrome do intestino curto

Diarreia

- **Limiar de adaptação alcançado**
  - Considerar teste com alimento elementar
  - Verificar agentes antimotilidade maximizados
- **Estenose**
  - Estudo com contraste
- **Má absorção do sal biliar**
  - Teste de colestiramina
- **Se estoma alto assegurar que PPI seja otimizado e IV**
- **Crescimento bacteriano excessivo**
  - Teste com ciclos de antibióticos enterais

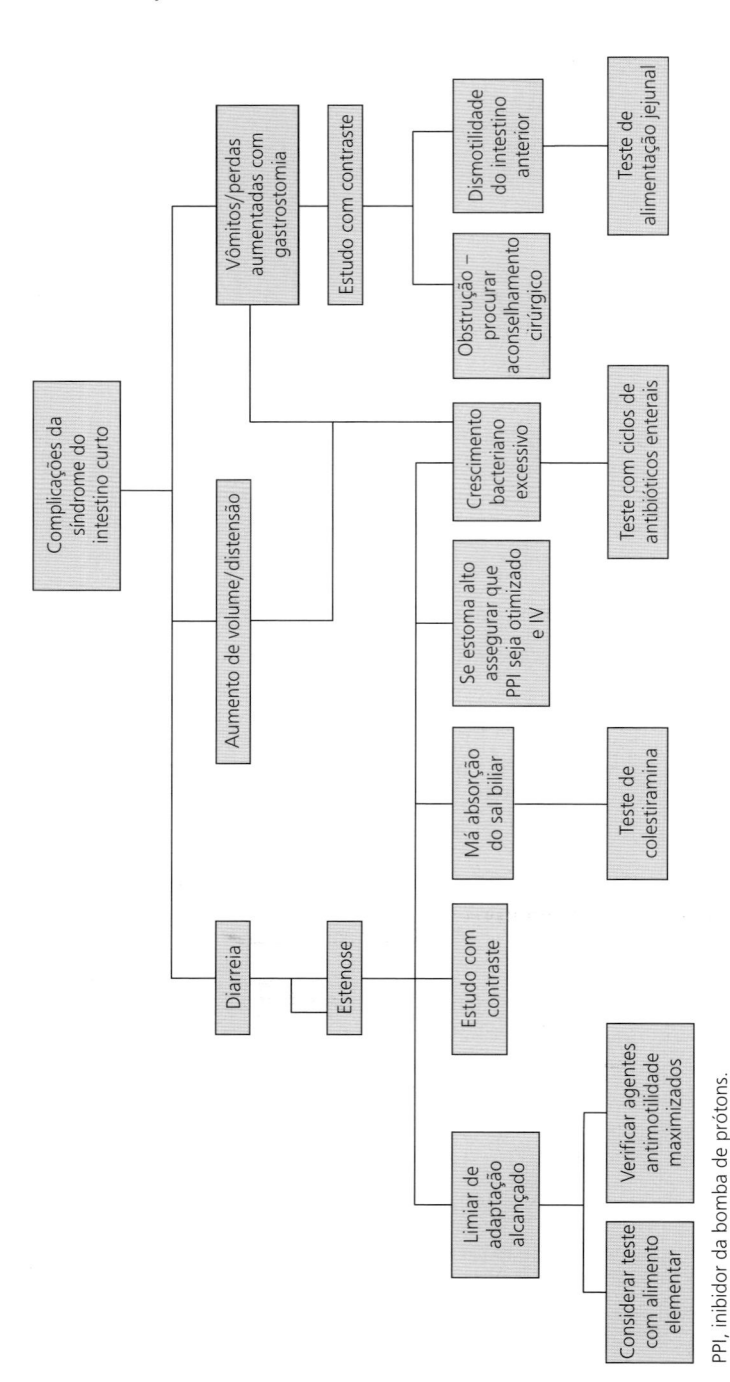

Aumento de volume/distensão

Vômitos/perdas aumentadas com gastrostomia

- Estudo com contraste
  - Obstrução – procurar aconselhamento cirúrgico
  - Dismotilidade do intestino anterior
    - Teste de alimentação jejunal

PPI, inibidor da bomba de prótons.

Algoritmo 44.1 Estratégias de manejo na síndrome do intestino curto.

Tabela 44.2 Patologias que originam a síndrome do intestino curto e manejo

Diagnóstico	Etiologia	Complicações particulares
Enterocolite necrosante (NEC)	Bebês prematuros (especialmente < 1.500 g)	Isquemia total do intestino
	Sepse Gram-negativo	
	Hipóxia	
	Fluxo sanguíneo intestinal alterado	
NEC cardíaca	Vista após *bypass* para cirurgia cardíaca	Enteropatia perdedora de proteína, p. ex., após Fontan
Gastrosquise	? Associação com uso recreativo de droga	Frequentemente evolução ruim, especialmente se outras anomalias presentes
		Intestino dilatado e com dismotilidade
Vólvulo/atresias neonatal	Alguns casos genéticos de má rotação, incluindo mutações do fator de transcrição de *FOXF1*	Motilidade frequentemente desordenada
	Também existem quatro síndromes apresentando má rotação	Perfuração do intestino *in utero* com peritonite meconial e/ou hidropsia fetal
Intestino curto congênito	Desconhecido; muito raro	Frequentemente associado à má rotação
	Alguns casos familiares	
	Pode estar associado a outras anomalias	
Íleo meconial (MI)/Síndrome da Obstrução Intestinal Distal (DIOS)	Frequentemente associada à fibrose cística	Cerca de metade dos pacientes com e a maioria com DIOS responde a tratamento conservador
	Simples ou complexa, isto é, associada à atresia, perfuração etc.	As complicações incluem vólvulo, atresia ou perfuração

(Continua)

Tabela 44.2 *(Cont.)*		
Diagnóstico	Etiologia	Complicações particulares
Doença de Crohn	Após ressecções múltiplas	Atividade contínua da doença
Isquemia	Drogas, p. ex., cocaína	
	Malignidade	
	Isquemia vascular mesentérica	
	Vasculite	
Malignidade	P. ex., linfoma	Infecção entérica, p. ex., adenovírus, *Clostridium difficile*

Resultados

Estes melhoraram significativamente nos últimos anos, com o uso precoce de antibióticos IV para infecções de acessos venosos centrais, profilaxia com barreiras antibacterianas e oferta aumentada de PN para reduzir doença hepática. A necessidade de transplante do intestino delgado pode ser evitada na maioria das crianças.

Enteropatia

A maioria das enteropatias congênitas apresenta-se nos primeiros 6 meses de vida, frequentemente nas primeiras semanas (Tabela 44.3). Outras podem ser diagnosticadas posteriormente ou se desenvolver gradualmente durante o primeiro ou segundo ano de vida.

> **Sinais de alerta: Armadilhas no diagnóstico da diarreia** ▶
>
> Diarreia aquosa severa pode ser confundida com urina, e as crianças podem apresentar desidratação.

Características importantes da história
- Fatores genéticos: consanguinidade, mortes neonatais prévias
- História pré-natal: polidrâmnio
- Infecções recorrentes: imunodeficiência

Tabela 44.3 Tipos de enteropatias que se apresentam na infância

Tipo	Doença específica	Investigação
Imune	Enteropatia autoimune, p. ex., IPEX, SCID, CVID, AIDS	Contagem de CD4/CD8
		Anticorpos funcionais
		Complemento
		Subgrupos de linfócitos
		Autoanticorpos (célula parietal, célula em forma de taça)
		Mutação de *FOXP3*
Anormalidades dos enterócitos	MVID	Endoscopia e biópsias, incluindo microscopia eletrônica
	Enteropatia formadora de tufos	
Diarreias congênitas com perda de sal	Diarreia com perda de cloreto	Eletrólitos nas fezes
	Diarreia com perda de sódio	
Deficiência de dissacaridase	Deficiência de sucrose-isomaltase	Endoscopia e biópsias para dissacaridases
	Deficiência de glicose-galactose	
Alérgica	Intolerância à proteína do leite de vaca	Teste de dieta isenta de laticínios
	Enteropatia eosinifílica	Endoscopia e biópsias
Má absorção da gordura	Fibrose cística	Teste de IRT/transpiração
	Insuficiência pancreática: Schwachmann	Ingestão de bário e trânsito
	Linfangiectasia intestinal	Elastase nas fezes

AIDS, síndrome de imunodeficiência adquirida; CVID, imunodeficiência variável comum; IPEX, síndrome de desregulação imune poliendocrinopatia enteropatia ligada ao X; IRT, tripsinogênio imunorreativo; MVID, doença de inclusão microvilositária; SCID, imunodeficiência combinada severa.

Tabela 44.4 Investigação de enteropatia	
Investigação	Resultados
Eletrólitos e osmolalidade nas fezes	Diarreia secretora *versus* osmótica (veja Capítulo 9). Diarreia secretora não regride com a interrupção da ingestão enteral, e as exigências de líquidos provavelmente serão altas
Alfa 1-antripsina nas fezes	Enteropatia perdedora de proteína
Quimotripsina/elastase nas fezes	Má absorção de gordura

Investigações
Estas estão listadas na Tabela 44.4.

Conduta
Diarreia é frequentemente a principal limitação para avançar para alimentação enteral. Agentes antimotilidade podem ser tentados:

- Loperamida iniciando com 0,5 mg/kg/dia ou menos dividido em 4 doses, pode ser aumentada lentamente até 1 mg/kg/dia

- Fosfato de codeína também pode ser usado, mas pode causar vômitos. Para enteropatias autoimunes, pode ser empregada imunossupressão ou, ocasionalmente, transplantes de medula óssea.

Resultados
Os resultados para crianças com enteropatia dependem da causa subjacente, e algumas crianças podem precisar de PN por toda a vida, com outras capazes de passar completamente para alimentação enteral. Testes repetidos de tolerância enteral com aumento gradual na alimentação enteral podem resultar em decréscimos significativos nas necessidades de PN ao longo do tempo. Considerações sobre transplante do intestino delgado ou transplante de medula óssea podem ser necessárias.

Pseudo-obstrução
A síndrome de pseudo-obstrução intestinal crônica (CIPOS) resulta da motilidade intestinal deficiente com sinais de obstrução na ausência de oclusão mecânica.

A CIPOS primária pode ser familiar ou esporádica, em razão de anormalidades no músculo liso entérico (miopatia visceral) ou do sistema nervoso entérico (neuropatia visceral) (Tabela 44.5). Nas miopatias, outros órgãos que contêm músculos lisos podem ser afetados.

CIPOS secundária pode ocorrer em qualquer idade.

Tabela 44.5 Tipos de pseudo-obstrução

Distúrbio	Características
Neurogênico	
Doença de Hirschsprung (aganglionose) (< 1% todo intestino afetado); 80% somente parte do cólon afetado)	Falha na migração das células ganglionares afeta comprimento variável do trato gastrointestinal
	Ausência do plexo mientérico e submucoso
	Incidência 1 em 5.000
	M > F
	Retardo na eliminação de mecônio
	Risco de enterocolite
	Perda auditiva, pigmentação anormal em alguns pacientes
	Em 20% dos casos de doença de Hirschsprung, existem anormalidades associadas: • Trissomia 21 • Síndrome de Waardenburg-Shah • Síndromes de neurocristopatia • Piebaldismo • Neoplasia endócrina múltipla de tipo II
Displasias neuronais intestinais (hipoganglionose ou hiperganglionose)	Maturação atrasada do sistema nervoso entérico
	Clinicamente similar à doença de Hirschsprung, mas pode ter características mais brandas
Neuropatia visceral familiar	Heterogênea
	Anormalidades do plexo mientérico
	Associada à acalasia
Miopático	
Miopatia visceral familiar (FVM)	Autossômica recessiva ou dominante
	Atrofia e fibrose da própria muscular
	Pode envolver outros órgãos, p. ex., trato urinário e nervos periféricos

(Continua)

Tabela 44.5 *(Cont.)*	
Distúrbio	**Características**
Doença mitocondrial envolvendo o músculo esquelético (fibras vermelhas esfarrapadas)	Doença mitocondrial multissistêmica
	Dismotilidade gastrointestinal com pseudo-obstrução
Síndrome de encefalopatia neurogastrointestinal mitocondrial (MNGIE)	Neuropatia periférica e miopatia
	Oftalmoplegia
Pseudo-obstrução intestinal ligada ao X	Mutações em *FLNA*, o gene codificador de filamina A, uma proteína citoesquelética
Hormonal e outras causas	
Tumores da crista neural	Raramente pode causar sintomas de pseudo-obstrução
Leiomiosite	Muito rara. Pode haver história de doença autoimune
Drogas: vincristina	Rara, mas considerar em crianças com dor abdominal e constipação após quimioterapia
Síndrome de *Prune belly*	1 em 35.000-50.000
	95% no sexo masculino
	Músculos abdominais ausentes
	Criptorquidismo bilateral, anormalidades do trato renal e UTIs
	Risco de vólvulo pré-natal, atresias
	Possíveis defeitos pulmonares, esqueléticos e cardíacos
Síndrome de hipoperistalse intestinal com microcólon e megabexiga (MMIH)	? Recessiva autossômica, mas proporção de mulheres para homens 4:1
	Megabexiga, hidronefrose e UTIs
	Microcólon e microíleo distal, má rotação do intestino
	Hipoperistalse intestinal
UTI, infecção do trato urinário.	

Características importantes da história
- Constipação: frequentemente severa, isto é, sem movimento intestinal por > 2-3 semanas
- Vômitos
- Dor e distensão abdominal
- Episódios de diarreia (enterite)
- Intolerância alimentar e perda de peso
- Pré-natal: anormalidades na bexiga ao exame de imagem

Investigações
- Radiografia de abdome
- Exame contrastado do trânsito intestinal ou enema: excluir atresia/estenose
- Biópsia retal por sucção e intestinal de espessura total: determinar a extensão da doença
- Autoanticorpos, incluindo ANCA, DNA, ANA, SMA
- Manometria: pode ajudar a distinguir entre as formas neuropáticas e miopáticas e demonstra o tônus, pressão fásica e complacência do cólon; no intestino delgado a amplitude das contrações é demonstrada
- Medicina nuclear: estudos do esvaziamento gástrico – dismotilidade do intestino anterior

Conduta
- Nutrição parenteral
- Ciclos de antibióticos enterais para crescimento bacteriano excessivo nas alças intestinais dilatadas
- Agentes que atuam na motilidade, p. ex., domperidona
- Descompressão gástrica e/ou ileal: gastrostomia de descompressão; ileostomia pode reduzir a dilatação intestinal, melhorando, assim, a função
- Imunossupressão pode ser indicada na destruição autoimune de miócitos

---

Informações: Pseudo-obstrução colônica aguda (ACPO)

Pode ocorrer com trauma, distúrbios eletrolíticos, medicações que afetam a motilidade gastrointestinal (como vincristina e opioides) e sepse. Pode resultar em isquemia e perfuração.

Manejo
- Repouso intestinal e evitar laxativos (especialmente lactulose, que pode aumentar a proliferação bacteriana)
- Foi relatado tratamento com neostigmina

Complicações

Como para PN, mais:
- Alta taxa de prolapso do estoma em CIPOS
- Enterocolite na doença de Hirschsprung

Resultados

Como para os pacientes com PN, os resultados melhoraram ao longo do tempo com melhor cuidado dos acessos venosos e prevenção e manejo de sepse. Terapias mais recentes, como o transplante de células-tronco, ainda estão distantes.

Sinais de alerta: Doença de Kawasaki ▶

- Doença de Kawasaki se apresentando como obstrução aguda
- Considerar doença de Kawasaki, quando houver pseudo-obstrução aguda e febre

---

Leitura adicional

Duro D, Kamin D, Duggan C. Overview of pediatric short bowel syndrome.
  J Pediatr Gastroenterol Nutr 2008;47:S33-S36

Di Lorenzo C, Youssef NN. Diagnosis and management of intestinal motility disorders.
  Semin Pediatr Surg 2010;19:50-58

Khalil BA, Ba'ath ME, Aziz A *et al.* Intestinal rehabilitation and bowel reconstructive surgery: improved outcomes in children with short bowel syndrome.
  J Pediatr Gastroenterol Nutr 2012;54:505-509

Ruemmele FM, Moes N, de Serre NP, Rieux-Laucat F, Goulet O. Clinical and molecular aspects of autoimmune enteropathy and immune dysregulation, polyendocrinopathy autoimmune enteropathy X-linked syndrome. *Curr Opin Gastroenterol* 2008;24(6):742-748

Links importantes na *web*

Intestinal failure: recommendations for tertiary management of infants and children. A Report by the Intestinal Failure Working Group, BSPGHAN and BAPS;

http://www.bspghan.org.uk/Word%20docs%20and%20PDFs/IFWGreportfinalMar2007.pdf

NICE guidance on STEP procedure: http://guidance.nice.org.uk/IPG232

STEP registry: http://www.childrenshospital.org/cfapps/step/index.cfm

Nutrição parenteral – iniciando e monitorando

CAPÍTULO 45

O objetivo da nutrição parenteral é a provisão de apoio nutricional intravenoso balanceado para atingir um *status* nutricional e crescimento normais.

Indicações
- Imaturidade intestinal (bebês prematuros)
- Insuficiência intestinal ou incapacidade de usar o intestino para nutrição por um período previsto de, pelo menos, 7 dias

Começando a nutrição parenteral
Exigências básicas:
- Assegurar acesso venoso central: via de acesso para uso de PN somente. Cateter central de inserção periférica (PICC) ou acesso venoso central são ambos adequados. O acesso periférico para PN não é aconselhável, pois a concentração de glicose deve ser restringida a menos de 12,5%
- Antropometria básica: altura, peso [e córtex occipitofrontal (OFC) < 2 anos]
- Sangue: U&E, LFTs, cálcio, fosfato e magnésio
- Eletrólitos urinários

Começar PN lentamente, aumentando as concentrações de carboidrato e lipídios durante os primeiros dias com monitoramento regular dos eletrólitos e triglicerídeos.

Requisitos para cálculo: Veja ESPGHAN e diretrizes locais.

> **Informações: Triglicerídeos e nutrição parenteral**
>
> - Triglicerídeos (TG) e nutrição parenteral: reduzir a dose de lipídios, se concentrações > 25 mg/mL no bebê ou > 40 mg/mL em crianças maiores
> - Se hipertrigliceridemia: aumentar lipídios em 0,5 g/kg/dia e monitorar TGs
> - Observar alto risco para TGs elevados: bebês com ELBW, sepse e doença crítica, dose mais alta de lipídios
>
> **Hipertrigliceridemia**
> - Aumentos agudos nos triglicerídeos aumentam a contratilidade ventricular esquerda e podem induzir pancreatite aguda
> - Risco de sepse, diabetes e danos ao fígado, e pode estar associado à hiperglicemia, pois o excesso de carboidratos pode ser convertido em ácidos graxos
> - Se aguda e severa, já foi usada insulina para tratar

Componentes da nutrição parenteral

NB: veja as diretrizes do ESPGHAN para visão detalhada dos componentes e uso da PN e cuidados, incluindo toxicidade ao manganês e alumínio.

- A PN consiste em uma mistura complexa de macro e micronutrientes
- As necessidades da maioria das crianças hospitalizadas serão satisfeitas por cerca de 100-120% do gasto energético real, que pode precisar subir para 130-150%, se subnutrido (veja as diretrizes do ESPGHAN para PN)
- Os lipídios têm mais calorias do que a glicose e permitem menores volumes finais de líquidos para a mesma ingestão calórica total e uma carga osmótica mais baixa
- O equilíbrio entre lipídios e carboidratos ajuda a prevenir esteatose hepática, pois uma carga de glicose muito alta resulta em lipogênese e comprometimento do metabolismo proteico, e a alta dosagem de lipídios está associada à doença hepática, associada à falência intestinal (IFALD)
- São necessários aminoácidos para manter o equilíbrio de nitrogênio positivo

Proteína (Tabela 45.1)
- Fornecida como solução de aminoácidos
- Mistura de aminoácidos essenciais/não essenciais/condicionalmente essenciais à síntese de proteínas
- Um mínimo de 1-1,5 g/kg para prevenir um equilíbrio de nitrogênio negativo; máx. 4 g/kg/dia em bebês prematuros reduzindo para cerca de 2 g/kg/dia em crianças maiores

Tabela 45.1 Preparações de aminoácidos para nutrição parenteral

Aminoácido	Nota
Vaminolact	Apresentação neonatal/pediátrica com base no perfil aminoácido do leite materno
Primene	Apresentação neonatal/pediátrica com base no perfil aminoácido do sangue de cordão
Vamin	Apresentações adultas de aminoácidos disponíveis numa variedade de concentrações: usado em crianças maiores
Aminoácido Braun/outros	
Sintamin	

Tabela 45.2 Preparações de lipídios para nutrição parenteral

Lipídio	Principais componentes da gordura
Intralipid	100% óleo de soja
Omegaven	100% óleo de peixe
SMOF	30% soja, 30% MCT, 25% óleo de oliva, 14% óleo de peixe
Lipofundin	100% óleo de soja
Lipofundin MCT	50% soja, 50% MCT
MCT, triglicerídeo de cadeia média.	

Carboidrato

- Fornecido como glicose; principal fonte de energia em PN
- Evitar glicose > 18 g/kg/dia em bebês (pode induzir lipogênese e contribuir para esteatose hepática; aumentar a produção de CO_2 e volume/minuto e prejudicar o metabolismo das proteínas)
- Observar hiper e hipoglicemia: um "passo atrás" pode ser necessário quando se interrompe ciclicamente a PN em razão da hipoglicemia com subsequente rebote hiperglicêmico

Gordura (Tabela 45.2)

Fornecida como lipídios

- Fonte de energia de não carboidratos e fonte de ácidos graxos essenciais
- Fornecer 25-50% de calorias, limitadas a 3-4 g/kg/dia em bebês e 2-3 g/kg/dia em crianças mais velhas

Tabela 45.3 Preparações de oligoelementos para nutrição parenteral

Elemento vestigial	Nota
Peditrace	Apresentação pediátrica de oligoelementos
Additrace	Apresentação adulta de oligoelementos usados em crianças maiores
Decan	

Tabela 45.4 Preparações de vitaminas para nutrição parenteral

Vitamina	Nota
Solivito N	Apresentação neonatal/pediátrica de vitaminas hidrossolúveis
Vitlipid N Bebê	Apresentação neonatal/pediátrica de vitaminas lipossolúveis
Vitlipid N Adulto	Apresentação adulta de vitaminas lipossolúveis: usada em crianças maiores
Cernevit	Apresentação combinada de vitamina solúvel em água e gordura usada em adultos e crianças maiores

- NB: para prevenir IFALD em crianças com PN a longo prazo, os lipídios totais devem ser mantidos < 2,5 g/kg, quando possível em ciclos de 3-5 dias por semana

Oligoelementos (Tabela 45.3)
- Micronutrientes essenciais necessários em muitos processos metabólicos
- Incluem cromo, cobre, iodo, manganês, molibdênio, selênio e zinco

Vitaminas (Tabela 45.4)
- Essenciais para o crescimento e desenvolvimento
- Vitaminas lipossolúveis: vitaminas A, D, E, K
- Vitaminas hidrossolúveis: vitaminas C, B (tiamina, riboflavina, piridoxina, cobalamina, niacina, ácido pantotênico, biotina, ácido fólico)

Eletrólitos e minerais
- Essenciais/semiessenciais para função normal e perdas
- Incluídos como uma gama de preparações, contendo sódio, cloreto, potássio, cálcio, magnésio, fosfato, ferro e acetato

Leitura adicional

American Society for Parenteral and Enteral Nutrition (A.S.P.E.N.) Board of Directors. Clinical Guidelines for the Use of Parenteral and Enteral Nutrition in Adult and Pediatric Patients, 2009. *J Parenter Enteral Nutr* 2009;33(3):255-259

Koletzko B, Goulet O, Hunt J, Krohn K, and Shamir R for the Parenteral Nutrition Guidelines Working Group. Guidelines on Paediatric Parenteral Nutrition of the European Society of Paediatric Gastroenterology, Hepatology and Nutrition (ESPGHAN) and the European Society for Clinical Nutrition and Metabolism (ESPEN), Supported by the European Society of Paediatric Research (ESPR). *J Pediatr Gastroenterol Nutr* 2005;41:S1-S87

Nutrição parenteral – complicações

CAPÍTULO 46

Infecções da corrente sanguínea associadas a cateter central (CRBSI)

As CRBSIs são comuns em bebês com nutrição parenteral (PN), mas diminuem com a idade e depois que está estabelecida a nutrição parenteral domiciliar (HPN). A incidência de infecção associada a cateter em crianças que recebem HPN varia entre 0,41 e 1,5 episódio de infecção por paciente-ano, até 8 por 1.000 dias com cateter, porém é mais alta em crianças até 2 anos.

As infecções mais comuns em crianças pequenas são *Staphylococcus*, *Enterococcus*, *Enterobacter*, *Klebsiella* e *Escherechia coli*, isto é, flora cutânea ou "translocações" presumidas de bactéria entérica.

> **Sinais de alerta: Armadilhas no diagnóstico e tratamento de CRBSI** ▶
>
> Em lactentes com falência intestinal, os únicos sinais de infecção podem ser uma queda nas plaquetas e neutrófilos e elevação na bilirrubina. Na presença de doença hepática associada à falência intestinal (IFALD), o tratamento empírico com antibióticos deve ser considerado.

Características importantes da história

- Febre > 38°C em duas ocasiões ou > 38,5°C em uma única ocasião
- Acidose metabólica
- Instabilidade da glicose
- Elevação na proteína C-reativa (CPR)
- Mal-estar sistêmico
- Sinais de infecção severa: rigidez, choque, colapso
- Infecções prévias com o mesmo acesso venoso central (CVL) *in situ*
- Excluir outra etiologia infecciosa: infecção urinária, respiratória ou mesmo meningite em lactentes pequenos precisam ser consideradas

Investigações
- Hemoculturas (BC) central e periférica (pareadas somente úteis se usada técnica de cultura quantitativa ou semiquantitativa)
- FBC, LFTs, CRP, cultura da urina

Tratamento
O pronto tratamento é importante e pode minimizar os danos ao fígado.
- Antibióticos de amplo espectro até que bactérias e sensibilidades sejam identificadas
- Um protocolo individualizado para sepse deve ser estabelecido para cada criança com falência intestinal para ajustar os antibióticos de forma adequada

Se necessário, remover o CVL quando houver as seguintes suspeitas:
- Infecção fúngica
- *Staphylococcus aureus*
- Sintomas que não resolvem com terapia antibiótica
- Recorrência do mesmo microrganismo com o mesmo subtipo no período de 1 mês

Infecções recorrentes que ameaçam a vida, p. ex., com colapso/internação na PICU, são uma indicação potencial para transplante do intestino delgado.

Informações: Prevenção de CRBSI

Conselhos para a redução da infecção:
- Tratamento por uma equipe de apoio nutricional multidisciplinar
- Protocolos apropriados de cuidados e treinamento para os pacientes e familiares
- Uso de clorexidina 2% em isopropanol é agora padrão para limpeza dos conectores da agulha
- O uso de *locks** antibacterianos é crescente, especialmente com taurolidine, que impede a formação de biofilme. Outros agentes incluem etanol 70%
- Outras considerações: uso de cateteres com lúmen único para PN; antibióticos enterais em ciclos para diminuir o crescimento bacteriano excessivo e translocação

---

Sinal de alerta: CRBSI ▶

- Deterioração rápida é uma emergência médica, e o choque pode-se instalar muito rapidamente, necessitando de remoção rápida do acesso
- Considerar infecção fúngica: quando antibióticos forem usados frequentemente, agentes antifúngicos devem ser acrescentados aos protocolos

---

*N. do T.: *lock* – preenchimento do lúmen do cateter com solução com ação antimicrobiana e/ou anticoagulante, quando este não estiver sendo utilizado (ANVISA).

Trombose e oclusão do acesso venoso central

CVLs são a causa mais comum de trombose venosa em crianças. A importância da prevenção não pode ser subestimada, especialmente naquelas que dependem de PN por toda a vida.

Características importantes da história
- Aumento da resistência para a infusão no cateter, pressões de infusão aumentadas, extravasamento a partir do acesso
- Incapacidade de retirar sangue
- Síndrome da veia cava superior (SVC) (edema no pescoço e face associado à dilatação venosa)
- Dor e edema no braço, se CVL estiver localizado nos membros superiores

Observe que a trombose venosa pode ser assintomática e diagnosticada por USS ou MRV.

Diagnóstico diferencial
- Obstrução do CVL por coágulo, drogas ou PN
- Coágulo ou bainha de fibrina na veia
- Ponta do CVL repousando contra a parede da veia ou comprimida em razão do posicionamento ou pressão da clavícula

Investigações
- Radiografia do tórax para excluir má posição da ponta do CVL ou dobra no acesso
- Um exame contrastado do cateter para procurar bainha de fibrina ou obstrução da ponta do cateter
- Ultrassonografia com Doppler pode mostrar a extensão de tromboses prévias, mas venograma por MR é mais confiável para avaliação do acesso vascular disponível

---

Informações: Embolia pulmonar

- Rara em crianças
- Um terço decorrente de CVL *in situ*
- Pode ser exacerbada por embolia gordurosa e desidratação
- Apresentação: raramente início agudo com dores no peito, falta de ar e hipóxia
- Os sintomas podem ser leves e persistirem por semanas
- Características atípicas: tosse, hemoptise, convulsões, febre e dor abdominal, choque

> **Investigações**
> - Não específicas:
>   - Dímeros D elevados, série branca elevada
>   - Radiografia de tórax
>   - Cintigrafia V/Q ou angiografia por CT
>   - **Angiografia pulmonar**
> - Teste de trombofilia para proteínas S e C, antitrombina III, anticorpos antifosfolipídios, fator V de Leiden, PT e APTT, mutação 20210 na protrombina, homocisteína em jejum
>
> **Tratamento**
> - Anticoagulação com heparina inicialmente

Tratamento

- Lavagem entre as drogas e quando sem PN com solução salina. Amostras sanguíneas devem ser minimizadas
- Quando não em uso, o CVL deve ser lavado 1 ou 2 vezes por semana
- Uroquinase ou alteplase na suspeita de oclusão; administrada como um *lock* ou infusão lenta
- Warfarin ou heparina com baixo peso molecular para trombose comprovada; terapia a longo prazo pode ser necessária
- Prevenção de infecções do CVL

Em crianças com trombose extensa, outros vasos centrais podem ser usados, p. ex., trans-hepático, ázigo ou átrio direito. A colocação deve ser feita somente por um cirurgião experiente, e as complicações são altas. A perda do acesso vascular é uma indicação para encaminhamento para avaliação de transplante do intestino delgado e deve ser feita antes que o acesso venoso esteja severamente limitado.

Crescimento bacteriano excessivo no intestino delgado (SBBO)

A microbiota intestinal desempenha papel-chave para função normal do intestino. Ela produz ácidos graxos de cadeia curta que fornecem calorias, substâncias neuromodulatórias e antibióticos. As alterações na microbiota intestinal podem influenciar a motilidade intestinal.

> **Informações: Fatores que contribuem para SBBO na síndrome do intestino curto**
> - Integridade alterada da barreira mucosa
> - Estase e alças do intestino delgado dilatadas promovem o crescimento bacteriano excessivo
> - Imunidade do intestino comprometida em razão da perda de tecido linfoide intestinal, dos efeitos da PN e IFALD
> - A ausência da válvula ileocecal pode aumentar o número de espécies colônicas
> - Inibidores da bomba de prótons (PPIs) alteram a flora intestinal, modificando a acidez

Características importantes da história
- Edema
- Diarreia
- Dor abdominal
- CRBSI aumentadas
- Perda de peso

Investigações
- Teste do hidrogênio expirado (mede produtos de fermentação bacteriana da glicose-D)

Tratamento
- Ciclos de antibióticos enterais: são usados regimes variados, geralmente 2 semanas com cada 2 antibióticos separados seguidas por 2 semanas sem antibióticos
- Domperidona para aumentar a motilidade
- Cirurgia para reduzir a dilatação intestinal: inclui procedimento de STEP ou redução *(tapering)*
- Nutrição modular para reduzir os carboidratos e aumentar as calorias gordurosas
- Probióticos podem trazer benefícios

Acidose D-láctica

A acidose D-láctica é uma complicação rara da síndrome do intestino curto ou outras síndromes de má absorção. A má absorção dos carboidratos permite que açúcares parcialmente digeridos entrem no cólon e sejam metabolizados pela flora bacteriana colônica

Características importantes da história
- Síndrome do intestino curto (SBS)/outra má absorção
- Uma alta carga de carboidratos é comum, assim como é diminuída a motilidade do cólon

- As características encefalopáticas incluem: fala mal articulada, déficit de atenção, confusão, alucinações, ataxia, náusea, comportamento agressivo e irritabilidade
- Os episódios podem durar de poucas horas até vários dias e frequentemente ocorrem pela manhã após uma alimentação noturna

Diagnóstico diferencial
- Atividade convulsiva anormal
- Síndrome de Dumping

Investigações
- Acidose metabólica com um ânion gap *plus* aumentado
- D-lactato sérico > 3 mmol/L (NB: o limiar renal para D-lactato é mais baixo do que para o L-lactato)

Tratamento
- Reduzir as taxas de alimentação enteral ou ingestão de carboidratos
- Correção da acidose
- Considerar o uso de acetato na solução da PN
- O uso posterior de probióticos pode prevenir recorrência

Outras complicações
Estas incluem IFALD, cálculos biliares, oxalose, obstrução e hipertrigliceridemia.

Características importantes da história
- Dor abdominal recorrente, uma história de desidratação e episódios de icterícia podem refletir formação de lama biliar ou cálculos biliares
- Cálculos renais de oxalato de sódio podem ocorrer na SBS com funcionamento de retenção do cólon, em razão do aumento na absorção do oxalato da dieta, especialmente na presença de má absorção da gordura. Os sintomas incluem dor abdominal severa aguda e disúria
- Saúde óssea: doença óssea metabólica pode ocorrer em PN a longo prazo, porém fraturas são incomuns. Monitorar a ingestão de cálcio e fosfato; a vitamina D e densidade óssea devem ser verificadas regularmente

Investigações
- Ultrassonografia abdominal
- Oxalato e citrato urinário
- DEXA

Tratamento da hiperoxalúria
- Assegurar a ingestão adequada de sódio e água
- Suplementos de cálcio com as refeições podem ser úteis
- Dieta com baixo oxalato
- Uma dieta com baixo teor de gordura pode ajudar
- Assegurar nenhuma acidose (pode requerer suplementos de bicarbonato)
- Suplementos de magnésio podem ajudar
- Suplementos de citrato, se baixo citrato na urina
- Colestiramina, pela ligação aos sais biliares, pode reduzir a absorção de oxalato

Leitura adicional

Bowen A, Carapetis J. Advances in the diagnosis and management of central venous access device infections in children. *Adv Exp Med Biol* 2011;697:91-106

Chalmers E, Ganesen V, Liesner R *et al.* Guideline on the investigation, management and prevention of venous thrombosis in children. *Br J Haematol* 2011;154:196-207

Cole CR, Frem JC, Schmotzer B *et al.* The rate of bloodstream infection is high in infants with short bowel syndrome: relationship with small bowel bacterial overgrowth, enteral feeding, and inflammatory and immune responses. *J Pediatr* 2010;156:941-947.e1

Dobson R, McGuckin C, Walker G *et al.* Cycled enteral antibiotics reduce sepsis rates in paediatric patients on long-term parenteral nutrition for intestinal failure. *Aliment Pharmacol Ther* 2011;34:1005-1011.

Greenberg RG, Moran C, Ulshen M, Smith PB, Benjamin DK Jr, Cohen-Wolkowiez M. Outcomes of catheter-associated infections in pediatric patients with short bowel syndrome. *J Pediatr Gastroenterol Nutr* 2010;50:460-462

Koletzko B, Goulet O, Hunt J, Krohn K, and Shamir R for the Parenteral Nutrition Guidelines Working Group. Guidelines on Paediatric Parenteral Nutrition of the European Society of Paediatric Gastroenterology, Hepatology and Nutrition (ESPGHAN) and the European Society for Clinical Nutrition and Metabolism (ESPEN), Supported by the European Society of Paediatric Research (ESPR). *J Parenter Gastroenterol Nutr* 2005;41:S1-S87

Pena de la Vega L, Lieske JC, Milliner D, Gonyea J, Kelly DG. Urinary oxalate excretion increases in home parenteral nutrition patients on a higher intravenous ascorbic acid dose *J Parenter Enteral Nutr* 2004;28:435

Quigley EM. Microflora modulation of motility. *J Neurogastroenterol Motil* 2011;17:140-147.

van Ommen CH, Tabbers MM. Catheter-related thrombosis in children with intestinal failure and long-term parenteral nutrition: how to treat and to prevent? *Thromb Res* 2010;126:465-470

Nutrição parenteral – desmame

CAPÍTULO 47

A maioria das crianças não precisará de PN por toda a vida e deverá ser desmamada quando a função intestinal retornar ao normal.

Como desmamar
- Quando os limiares de tolerância ainda não foram atingidos, isto é, < 6 fezes/dia sem assadura, ou drenagem do estoma < 25-30 mL/kg/dia, a alimentação enteral pode ser gradualmente aumentada
- Uma vez que um limiar seja alcançado e aumente a eliminação de fezes/drenagem do estoma, manter a alimentação na quantidade máxima tolerada, sem aumento adicional na alimentação até melhora na eliminação/drenagem
- As estratégias para auxiliar no desmame incluem o uso de loperamida e fosfato de codeína e teste com ciclos de antibióticos enterais ou colestiramina (sem válvula ileocecal)
- Considerar começar alimentos para desmame se > 4 meses de idade
- A nutrição parenteral (PN) deve ser reduzida, conforme a tolerância. Considerar ciclos com redução de horas e diminuir o número de dias por semana, à medida que aumenta a ingestão

Qual alimentação enteral?
- A proteína hidrolisada é mais facilmente absorvida do que a proteína inteira e estimula a proliferação de enterócitos e hipertrofia
- Uma alta porcentagem de triglicerídeos de cadeia média (MCTs) permite caminhos alternativos para absorção de gorduras, especialmente, se a secreção de ácido biliar for baixa

- Fórmulas parcialmente hidrolisadas são frequentemente menos osmolares do que as fórmulas com aminoácidos; porém, se os hidrolisados de proteína falham, deve ser considerado um teste com uma fórmula de aminoácidos
- O conteúdo de carboidrato de um alimento também pode limitar a tolerância, e, neste caso, uma alimentação modular com aumento gradual de carboidratos e/ou gordura podem ser testados

Resultados

Muitas crianças com síndrome do intestino curto (SBS) e até mesmo enteropatia podem ser desmamadas da PN com o tempo. O transplante do intestino delgado deve ser reservado para aquelas com complicações que ameaçam a vida, pois a sobrevivência com nutrição parenteral domiciliar (HPN) é excelente.

Nutrição parenteral domiciliar

CAPÍTULO 48

A administração de nutrição parenteral domiciliar (HPN) visa a proporcionar apoio nutricional para crianças com falência intestinal fora do hospital.

Indicações
Falência intestinal permanente ou a longo prazo, quando o intestino é insuficiente para atender às exigências nutricionais e quando a atenção médica imediata não é mais necessária, e uma prescrição de PN estável pode ser alcançada.

Investigações
As investigações são como para a falência intestinal (Capítulo 44), com a intensidade do monitoramento, dependendo de fatores, como diarreia e desmame gradual para alimentação enteral.

Antes da consideração de HPN, várias condições devem ser atingidas:
- Deve ser possível treinar os pais ou outros cuidadores na administração da PN ou assegurar que seja fornecido apoio de enfermagem adequado
- Também deve ser dado treinamento de como conduzir uma remoção acidental do acesso e ressuscitação básica
- Uma visita domiciliar é necessária para se certificar de que a casa da família é adequada e pode ser adaptada de forma que a PN possa ser administrada com segurança e higiene
- Os fatores que precisam ser considerados incluem um quarto separado para a criança; número adequado de tomadas; espaço para armazenamento da PN, incluindo uma geladeira; torneiras com misturador numa pia próxima e adequada para a lavagem das mãos e maçanetas das portas seguras para evitar prender os acessos com risco de remoção do mesmo

Tratamento

Os pais são, com frequência, treinados por um enfermeiro especialista em nutrição. O treinamento leva várias semanas, e a duração de tempo para adquirirem competência depende de muitos fatores, incluindo a disponibilidade parental e a rapidez com que as técnicas podem ser aprendidas.

Resultados

Os resultados para HPN são excelentes, com a maioria das crianças que vão para casa com PN sobrevivendo até a idade adulta. O risco de infecção do acesso central é reduzido ao deixar o hospital, e a qualidade de vida é aceitável, com as crianças frequentando a escola e as atividades sociais. A PN pode ser fornecida para férias da família, incluindo viagens ao exterior. Os adolescentes precisarão adequar a PN à sua vida social, incluindo a mudança dos horários de início e parada para lhes permitir que se encontrem com os seus pares à noite.

Alimentação enteral por sonda

CAPÍTULO 49

A alimentação enteral por sonda é usada para assegurar nutrição segura e suficiente, quando a alimentação oral é perigosa ou insuficiente para atender às demandas nutricionais (Tabelas 49.1 e 49.2).

O uso de alimentação enteral deve incluir um plano de progressão para uma dieta normal, a menos que as indicações para alimentação a longo prazo sejam claras, p. ex., atraso de desenvolvimento neuromotor com deglutição insegura. Mesmo assim com o tempo, a retomada da deglutição segura pode permitir alguma ingestão oral (veja Tabela 49.1).

Tipos de sondas e uso

Nasogástrica (NG)

- Deve ser considerada inicialmente, quando é necessária alimentação gástrica
- Colocação:
  - A medida do comprimento aproximado para colocação da sonda NG é determinada pela medida da orelha até o canto da boca + boca até apêndice xifoide. O posicionamento adequado deve ser confirmado radiologicamente (entre a 11ª e a 12ª vértebra torácica) ou verificando o pH. Se o pH for < 4 este é um indicador confiável da posição no estômago
  - Ocorrem dificuldades em crianças que necessitam de sondas NG a longo prazo, se estiverem com supressão ácida

Nasojejunal

- Útil especialmente no contexto de cuidados críticos ou para uso a curto prazo na síndrome da artéria mesentérica superior (SMA)
- No entanto, elas migram de volta para o estômago e em crianças menores ou com vômitos podem ficar desalojadas

Tabela 49.1 Indicações para alimentação gástrica

Indicação	Justificativa
Falência intestinal	A alimentação contínua permite o aumento lento da alimentação e tempo máximo de contato dos enterócitos com os nutrientes
Baixa tolerância oral de alimentação artificial	Permite que o tratamento seja continuado efetivamente, p. ex., modulen, para doença de Crohn, dieta elementar para alergia alimentar
Deglutição insegura	Permite a alimentação enteral segura ou, se deglutição parcialmente efetiva e ingestão lenta do alimento (> 30 minutos/refeição), permite alguma dieta oral e o resto pela sonda
Outras dificuldades de alimentação, p. ex., insuficiência cardíaca ou desconforto respiratório na infância	Permite nutrição enteral contínua, quando a ingestão oral provavelmente seja pobre ou insegura
Pouco apetite durante o tratamento de doença, p. ex., pacientes oncológicos	Permite que a nutrição enteral continue

Tabela 49.2 Indicações para alimentação jejunal

Indicação	Justificativa
Dismotilidade do trato gastrointestinal superior Vômitos recorrentes ou retardo no esvaziamento gástrico	*Bypass* do estômago
Síndrome da artéria mesentérica superior	*Bypass* da área de estreitamento no duodeno

Gastrostomia

- Para alimentação gástrica a longo prazo (> 2 meses)
- Colocação:
    - Pode ser inserida endoscopicamente (PEG), laparoscopicamente ou via procedimento aberto
    - Sondas para PEG podem ser colocadas mesmo em bebês muito pequenos (com menos de 3 kg) por equipe experiente

- Pode ser colocada com complicações mínimas em pacientes com doença de Crohn
  - A colocação por via aberta das sondas de gastrostomia pode ser necessária, quando existe escoliose ou outros fatores de risco
- Contraindicações para PEG: distúrbios de coagulação significativos, ascite, peritonite

Jejunostomia
Inserção jejunal direta ou mais frequentemente sonda gastrojejunal (G-J) com a vantagem de que a porta gástrica permite passagem/aspiração dos conteúdos do estômago.

Investigações
- Antes da inserção da gastrostomia, avaliar o grau de refluxo (se houver) com um estudo do pH e excluir má rotação com estudo de bário
- Um teste com alimentação NG para avaliar os benefícios potenciais é frequentemente indicado

Tratamento (Tabela 49.3)
- Pós-inserção imediata:
  - Assegurar o alívio adequado da dor
  - Monitorar desconforto, sangramento, vômitos, febre e sinais de peritonite
  - Os alimentos, geralmente, podem ser iniciados dentro de 24 horas, uma vez que a peristalse esteja presente
  - Limpar o local diariamente
- A longo prazo:
  - Continuar mantendo o local limpo
  - Gastrostomias e jejunostomias requerem rotação de 360 graus para prevenir síndrome de *buried bumper* (migração da sonda para a parede abdominal)
  - A água do balão precisará ser mudada ocasionalmente: veja o tipo de sonda
  - As gastrostosmias precisam ser mudadas ocasionalmente: veja o protocolo local
  - Antropometria regular para assegurar a ingestão apropriada de calorias

Equipamento necessário em casa
- Instalações para lavagem das mãos
- Bandeja
- Luvas

Tabela 49.3 Complicações da gastrostomia/jejunostomia

Complicação	Apresentação	Tratamento
Infecção	Hiperemia local e secreção/odor fétido	Antibióticos tópicos ou orais
Granulação excessiva		Maxitrol ou nitrato de prata aplicado somente no tecido de granulação
Extravasamento	Conteúdos gástricos/jejunais causando escoriação da parede abdominal	Assegurar o tamanho correto da sonda, balão gástrico inflado corretamente
Obstrução da sonda	Geralmente decorrente da infusão inadequada ou da medicação muito espessa	Usar somente medicações líquidas; limpar com água morna
Deslocamento da sonda		Passar uma sonda de substituição, se possível, ou sonda NG através da área e fixar até a substituição definitiva para prevenir o fechamento do trajeto
Constipação		Alimentação com alto teor de fibras
Desconforto gástrico	Náusea, vômitos, cólicas abdominais, diarreia	Assegurar alimentação não muito fria; taxa pode precisar ser reduzida
Gases no estômago	Distensão abdominal	A gastrostomia pode precisar de esvaziamento (aspirar ar da gastrostomia)

Nota: a higiene dental é importante, pois pode-se desenvolver doença na gengiva, se a boca não for mais usada para comer.

- Lenços umedecidos com álcool
- Clorexidina
- *Swabs* para bacteriologia
- Solução salina
- Seringas

Alimentação usando uma sonda enteral
- A escolha do alimento depende do motivo que indicou o procedimento
- Concentrações mais baixas de alimento e o uso de alimentação contínua são recomendados nas sondas jejunais para reduzir o risco de diarreia

A alimentação enteral a longo prazo pode ser extremamente difícil para os pais, pois eles já não estão mais provendo alimento para o seu filho. Os pais podem solicitar alimento composto ou em forma de purê que eles mesmos preparem em vez de alimentação líquida. Esta não é a prática-padrão, e são necessários mais estudos nesta área.

A maioria das medicações líquidas pode ser administrada pela gastrostomia.

Informações: Papel do enfermeiro na gastrostomia

- Preparar a família para o procedimento
- Assegurar os cuidados ideais após a gastrostomia, ensinar as famílias a evitar e reconhecer complicações e aconselhar no caso das mesmas
- Treinar a equipe da escola para administrar alimentação e ser capaz de reconhecer e prevenir complicações
- Trocar as sondas quando necessário (aquelas que não precisam ser trocadas com anestesia) e ensinar as famílias a fazerem isso quando indicado

---

Links importantes na *web*

Caring for children and young people in the community receiving enteral tube feeding. Best practice statement 2007 NHS Scotland. Includes summary of checking position of NG tubes and daily care of gastrostomy and jejunal tubes, and administering feeds: http://www.cen.scot.nhs.uk/files/12j-nastrogastric-and-gastronomy-tube-feeding-for-children-being-cared-for-in-the-community.pdf

ESPEN guidelines on use of PEG tubes: http://www.espen.org/documents/PEG.pdf

Gastrostomy feeding guidelines for patients and carers: http://www.fresenius-kabi.co.uk/files/EN00322_-_Feka_PEG_aftercare_booklet_August_2012.pdf and http://www.fresenius-kabi.co.uk/files/ EN00321_Balloon_Booldet_Apri110.pdf

NHS Scotland guidelines for adults with gastrostomy tubes (although for adults, includes a useful algorithm for administration of medications, and table of complications at insertion and post insertion): http://www.healthcareimprovementscotland.org/previous_resources/best_practice_statement/gastrostomy_tube_insertion.aspx

http://www.healthcareimprovementscotland.org/previous_resources/best_practice_statement/enteral_tube_feeding.aspx

Setting up feeding pumps: http://www.youtube.com/watch?v=1kgklFg8ekg&feature=related

PEGplacement(adults):http://www.youtube.com/watch?v=hSv4FOwZ9kQ

Nutrição na fibrose cística

CAPÍTULO 50

Necessidades nutricionais específicas
Crianças com fibrose cística (CF) possuem várias razões para ter um acompanhamento nutricional minucioso
- Aumento no gasto energético real (REE) por inflamação crônica e infecções respiratórias recorrentes
- Anorexia
- Má absorção de gordura secundária à insuficiência exócrina pancreática. Isto é exacerbado por doença hepática por CF. Noventa por cento das crianças com CF terão insuficiência pancreática com a idade de 1 ano
- É comum deficiência de vitaminas, e a suplementação vitamínica é necessária desde o nascimento. Preparações parenterais podem ser necessárias
- Insuficiência endócrina pancreática e o desenvolvimento de diabetes *melito* são comuns e complicam a necessidade de alta ingestão de calorias

Um sistema de classificação nutricional está agora disponível.

Precisa haver um monitoramento nutricional atento na primeira infância, quando o crescimento é rápido. A nutrição ideal no início da vida pode estar associada a menos infecções respiratórias: o BMI aos 2 anos de idade está correlacionado com a função pulmonar.

A amamentação também pode conferir alguma proteção, mas pode não fornecer calorias suficientes, particularmente após os primeiros 1-2 meses de idade.

Investigações
- Elastase fecal: uma medida confiável da insuficiência pancreática
- Altura, peso e espessura da dobra cutânea

- Vitaminas A, D, E, coagulação: precisam de monitoramento regular
- Sódio urinário: pode ser perdido sódio na transpiração e se as reservas de sódio forem baixas, o crescimento pode ser muito comprometido

Tratamento

- Reposição da enzima pancreática exócrina:
  - A reposição adequada de enzimas nas refeições e hora do lanche é importante para o crescimento e o bom estado nutricional
  - Na primeira infância pode ser oferecida na alimentação
  - Note que uma dose máxima de lipase de 10.000 unidades/kg/dia (e 2.500 unidades/kg/refeição) não deve ser excedida em razão do risco de colonopatia fibrosante. Este risco é maior na infância
  - Se as reposições enzimáticas não forem administradas, pode ocorrer também má absorção de zinco, e suplementos podem ser oferecidos, se o crescimento permanecer insuficiente apesar do aumento na ingestão calórica
- Questões comportamentais com aversão alimentar foram relatadas em crianças com CF, e estratégias para encorajar uma dieta oral devem ser dadas às famílias

Leitura adicional

Cystic Fibrosis Foundation, Borowitz D, Robinson KA et al. Cystic Fibrosis Foundation evidence-based guidelines for management of infants with cystic fibrosis. *J Pediatr* 2009;155(6 Suppl):S73-93

Debray D, Kelly D, Houwen R, Strandvik B, Colombo C. Best practice guidance for the diagnosis and management of cystic fibrosis-associated liver disease. *J Cyst Fibros* 2011;10(Suppl 2):S29-36

Jadin SA, Wu GS, Zhang Z, et al. Growth and pulmonary outcomes during the first 2 y of life of breastfed and formula-fed infants diagnosed with cystic fibrosis through the Wisconsin Routine Newborn Screening Program. *Am J Clin Nutr* 2011;93:1038-1047

Sermet-Gaudelus I, Mayell SJ, Southern KW; European Cystic Finrosis Society (ECFS), Neonatal Screening Working Group. Guidelines on the early management of infants diagnosed with cystic fibrosis following newborn screening. *J Cyst Fibros* 2010;9:323-329

Índice remissivo

Entradas acompanhadas por um *a*, *f* ou *t* em itálico indicam algoritmos, figuras e tabelas, respectivamente.

A
A1AT (Alfa 1-antitripsina)
  deficiência de, 105
    informações, 105
      características clínicas, 105
      manejo, 106
      resultados, 106
Abscesso
  hepático, 13
    conduta, 13
Acalasia, 28
Acidose
  D-láctica, 234
    diagnóstico diferencial, 235
    história, 234
      características importantes da, 234
    investigações, 235
    tratamento, 235
  metabólica, 161
    conduta, 163
ACPO (Pseudo-Obstrução Colônica Aguda)
  informações, 223
  manejo, 223
Alargille
  síndrome de, 105
    características clínicas, 105
    manejo, 105
Alergia
  alimentar, 69
    desencadeantes de, 69
      comuns, 69

Alimentação
  ao seio, 107
  com fórmula normal, 107
    para bebês, 107
  de bebês, 183
    com < 1.500 g de peso ao nascimento, 183
    encorajando a alimentação oral, 184
  enteral, 241-245
    por sonda, 241-245
      equipamento necessário em casa, 243
      investigações, 243
      tipos de, 241
      tratamento, 243
      usando sonda enteral, 245
      uso, 241
  gástrica, 242*t*
    indicações para, 242*t*
  jejunal, 242*t*
    indicações para, 242*t*
  modular, 107
  por fórmulas, 181*t*
    problemas comuns com, 181
  sintomas associados à, 67-75
    avaliação, 67
    doença celíaca, 70
    história, 67
      características importantes da, 67
    informações, 69
      colite alérgica pelo leite de vaca, 70
      desafio de glúten, 75

desencadeantes de alergia
    alimentar, 69
  investigações, 69
  resultados, 70
  trófica, 214
Alimento
  doença induzida por, 68*t*
  avaliação de, 68*t*
Amamentação
  benefícios da, 177*t*
  fracasso na, 176
    sinais de, 176
  nutrição no lactente, 176-179
    normal, 176-179
  problemas da, 177, 178*t*
    diagnóstico diferencial dos, 177, 178*t*
Aminoácido(s)
  preparações de, 227*t*
  para PN, 227*t*
Anel(is)
  de Kaiser-Fleisher, 130*f*
  vistos na doença de Wilson, 130*f*
Antropometria
  informações, 173, 174
Armazenamento
  lisossomal, 124, 125, 126*t*
    distúrbios de, 124, 125, 126*t*
      características clínicas, 125, 126*t*
      investigações, 125, 126*t*
      resultados, 125, 126*t*
      tratamento, 125, 126*t*
Ascite, 145-147
  características clínicas, 146
  conduta, 123, 147
  diagnóstico diferencial, 145
  história, 145
    características importantes da, 145
  investigações, 146
  neonatal, 114, 115*t*
    doença hepática aguda com, 114, 115*t*
    diagnóstico diferencial, 114, 115*t*
    investigações, 114, 115*t*
    resultados, 114, 115*t*
    tratamento, 114, 115*t*
Atresia
  biliar, 99-101*t*, 102-104
    hiperbilirrubinemia conjugada excluída, 99-101*t*
    diagnóstico diferencial, 99-101*t*

  informações, 102-104
  conduta, 103
Avaliação
  nutricional, 174
Aversão
  alimentar, 192, 193
    diagnóstico diferencial, 192
    história, 192
      características importantes da, 192
    investigações, 192
    tratamento, 193

B

Banco(s)
  de leite, 184
    informações, 184
Bannayan-Riley-Ruvalcaba
  síndrome de, 66
Bebê(s)
  agudamente doente, 108-117
    avaliação clínica, 108
    conduta, 115
      específica, 116
    história, 108
      características importantes da, 108
    investigações, 108, 115
      clínicas, 108
      para falência hepática, 115
  com constipação, 79-82
    causas orgânicas, 79
    dieta, 80
    exames, 80
    informações, 81
      doença de Hirschsprung, 81, 82
    investigações, 80
    resultados, 81
    sinal de alerta, 81
      quando encaminhar, 81
    tratamento, 80
      constipação funcional, 80
      suspeita de doença de Hirschsprung, 80
  com déficit alimentar, 188-191
    diagnóstico diferencial de, 189, 190*t*
    ganho de peso, 188
      inconsistente, 188
    história, 188
      características importantes da, 188

com diarreia crônica, 40-46
  avaliação da, 42*a*
    bioquímica, 42*a*
  centro especializado, 46
    quando encaminhar, 46
  conduta, 46
  definição do tipo, 41
  diagnóstico diferencial, 41
  enteropatia, 43
    perdedora de proteína, 43
  história, 40
    características importantes da, 40
  investigações, 44
  manejo da, 46
    armadilhas no, 46
  na criança de 1 a 3 anos, 43
    investigações, 43
    resultados, 43
    tratamento, 43
com disfunção neuromotora, 19
com distensão abdominal, 121-127
  por causa hepática, 121-127
    causas, 121
    conduta, 123
    diagnóstico diferencial, 122
    exame, 121
    história, 121
    investigações, 122
      sanguíneas específicas, 123
com esplenomegalia, 118-120
  diagnóstico diferencial, 118
  história, 118
  informações, 120
    Neiman Pick tipo 1, 120
  investigações, 119
com icterícia, 95-107
  conduta, 104
    alimentação, 107
      ao seio, 107
      com fórmula normal, 107
      modular, 107
    colestase, 104
    dieta de desmame, 107
  exame, 95
  história, 95
    características importantes da, 95
  investigações, 96
com vômitos, 16, 17*a*
  investigação de, 17*a*
  mais velho, 16
    causas, 16
    o que procurar no, 16
  de 2 semanas, 96*a*
    investigando o, 96*a*
  diarreia aguda em, 32
    risco de, 32
  nutrição no, 180-185, 188-191
    com déficit alimentar, 188-191
    normal, 180-182
      apoio, 180
      conselhos gerais, 180
      fórmulas para lactentes, 180-182
      que leite escolher, 180
    prematuros, 183-185
      com < 1.500 g de peso ao nascimento, 183
    resultados, 184
  transtorno alimentar do, 26
BRIC (Colestase Intra-hepática Recorrente Benigna), 141
  informações, 142
  tratamento, 142
Budd-Chiari
  tratamento, 139
Bulbo
  duodenal, 63*f*
    tratamento, 193
    úlcera pálida no, 63*f*

C

Cálculo(s)
  biliares, 9*f*, 11, 13
    conduta, 13
    informações, 11
    ultrassonografia de, 9*f*
Candidíase
  esofágica, 25*f*
    aparência endoscópica em, 25*f*
    de pápulas brancas, 25*f*
Carboidrato
  na PN, 227
CF (Fibrose Cística)
  criança com, 152-154
    doença, 152
      gastrointestinal, 152
      hepatobiliar, 152
    investigações, 153
    tratamento, 154
  doença hepática na, 153*f*

nutrição na, 247, 248
    investigações, 247
    necessidades nutricionais, 247
        específicas, 247
    tratamento, 247
    síndrome de obstrução intestinal
        distal em, 88
        características presentes, 88
        conduta, 88
        diagnóstico diferencial, 88
        investigações, 88
        resultado, 88
CFTR (Condutância Transmembrana
    na Fibrose Cística), 152
Choque
    hipovolêmico, 37
        na desidratação severa, 37
        características clínicas, 37
CIPOS (Síndrome de
    Pseudo-Obstrução Intestinal
    Crônica), 220
Coagulopatia
    tratamento, 160
Colangiopancreatografia
    por ressonância magnética, 144*f*
Colecistite
    crônica, 9*f*
Colestase
    com baixa GGT, 104
        informações, 104
            características clínicas, 104
            manejo, 105
            resultados, 105
        conduta, 104
        nutrição, 106
Cólica
    quando é preocupante, 5
Colite
    alérgica, 70
        pelo leite de vaca, 70
    severa, 57*a*
        conduta na, 57*a*
    ulcerativa, 55
        tratamento, 55, 56
            avaliação da gravidade, 55
            resultados, 58
Componente(s)
    da PN, 226
        carboidrato, 227
        eletrólitos, 228

gordura, 227
minerais, 228
oligoelementos, 228
proteína, 226
vitaminas, 228
Comportamento
    no lactente normal, 176
Constipação
    bebê com, 79-82
        causas orgânicas, 79
        dieta, 80
        exames, 80
        informações, 81
            doença de Hirschsprung, 81, 82
        investigações, 80
        resultados, 81
        sinal de alerta, 81
            quando encaminhar, 81
        tratamento, 80
            constipação funcional, 80
            suspeita de doença de
                Hirschsprung, 80
    criança com, 83-89
        achados físicos, 84
        avaliação, 84
        conduta, 86
            desimpactação, 87
            explicação, 86
            informação, 86
            manejo dietético, 86
            médica, 86
            tratamento de manutenção, 87
            uso do vaso sanitário, 86
        informações, 88
            CF, 88
            laxativos orais, 88
            síndrome de obstrução intestinal
                distal, 88
        resultados, 87
            acompanhamento, 87
            complicações, 87
        sinais de alerta, 86
            quando se preocupar, 86
        sintomas, 83
Convulsão(ões)
    conduta, 161
Corpo(s)
    estranhos, 25
        ingestão de, 25

Cowden
  síndrome de, 66
CRBSI (Infecções da Corrente Sanguínea Associadas a Cateter Central)
  diagnóstico de, 230
    armadilhas no, 230
  história, 230
    características importantes da, 230
  investigações, 231
  prevenção de, 231
  sinal de alerta, 231
  tratamento de, 230, 231
    armadilhas no, 230
Crescimento
  bacteriano, 31
    excessivo, 31
      manejo do, 31
  craniano insatisfatório, 173
    na desnutrição infantil, 173
    sinal de alerta, 173
  no lactente normal, 176
Criança
  com bioquímica hepática, 150, 151
    anormal incidental, 150, 151
      características importantes da história, 150
  com CF, 152-154
    doença, 152
      gastrointestinal, 152
      hepatobiliar, 152
    investigações, 153
    tratamento, 154
  com constipação, 83-89
    achados físicos, 84
    avaliação, 84
    conduta, 86
      desimpactação, 87
      explicação, 86
      informação, 86
      manejo dietético, 86
      médica, 86
      tratamento de manutenção, 87
      uso do vaso sanitário, 86
    informações, 88
      CF, 88
      laxativos orais, 88
      síndrome de obstrução intestinal distal, 88
    investigações, 85
    resultados, 87
      acompanhamento, 87
      complicações, 87
    sinais de alerta, 86
      quando se preocupar, 86
    sintomas, 83
  com déficit alimentar, 188-191
    causa de, 191
    diagnóstico diferencial de, 189, 190t
    ganho de peso, 188
      inconsistente, 188
    história, 188
      características importantes da, 188
  com diarreia crônica, 47-60
    diagnóstico, 47, 49
      armadilhas no, 49
      diferencial, 47
    educação do paciente, 58
    escore de PUCAI, 56
    história, 47
      características importantes da, 47
    investigações, 49
    nutrição enteral exclusiva, 52
      com terapia de dieta líquida, 52
    tratamento, 52
      doença de Crohn, 52
  com disfunção hepática, 135, 136t
    aguda, 135, 136t
      diagnóstico diferencial, 135, 136t
      investigações específicas, 135, 136t
      tratamento, 135, 136t
    alimentação em, 199t
      fatores que podem afetar a, 199t
  com doença hepática, 155-157
    após quimioterapia, 155-157
      diagnóstico diferencial, 155
      exame, 155
      história, 155
      tratamento, 156
  com doença inflamatória intestinal, 59a
    sintomática, 59a
      conduta na, 59a
  com dor abdominal, 6-14
    causas, 7
      cirúrgicas, 8
      criança doente, 7
      criança febril, 7
      criança sadia, 7
      dor referida, 9
      drogas/toxinas, 9

ginecológicas, 8
obstétricas, 9
raras, 9
conduta, 12
 abscesso hepático, 13
 cálculos biliares, 13
 funcional, 12
 trauma hepático, 13
história, 6
informações, 10-12
 cálculos biliares, 11, 12
 critérios de Roma III, 10
 enxaqueca abdominal, 10
investigações, 6
sinais de alerta, 11
 quando se preocupar, 11
com insuficiência hepática aguda, 158-163
 tratamento de, 158-163
  complicações, 160
  prognóstico, 160
com vômito(s), 21-23
 cíclico, 22
  manejo de, 22
 diagnóstico diferencial, 21
 história, 21
  características importantes da, 21
 investigações, 22
 sinais de alerta, 23
  avaliação com especialista, 23
diarreia na, 43
 de 1 a 3 anos, 43
  investigações, 43
  resultados, 43
  tratamento, 43
 mais velha, 128-140
  agudamente doente, 134-137
   características importantes da história, 134
   conduta, 137
   diagnóstico diferencial, 134
  com causas hepáticas, 138-140
   de distensão abdominal, 138-140
    características importantes da história, 138
    características presentes, 138
    diagnóstico diferencial, 138
    investigações, 139
    tratamento, 139

com icterícia, 128-133
 características importantes da história, 128
 conduta, 128
 diagnóstico diferencial, 128, 129, 130*t*
 investigações, 129, 130*t*
CVL (Acesso Venoso Central), 230
 oclusão do, 232
 trombose e, 232
  características importantes da história, 232
  diagnóstico diferencial, 232
  investigações, 232
  tratamento, 233

D

Deficiência
 de A1AT, 105
  informações, 105
  características clínicas, 105
  manejo, 106
  resultados, 106
 vitamínica, 203-205*t*
  na desnutrição, 203-205*t*
  características da, 203-205*t*
Déficit
 alimentar, 188-191
  bebê com, 188-191
   características importantes da história, 188
   diagnóstico diferencial de, 189, 190*t*
   ganho de peso inconsistente, 188
  criança com, 188-191
   características importantes da história, 188
   causa de, 191
   diagnóstico diferencial de, 189, 190*t*
   ganho de peso inconsistente, 188
Deglutição
 dificuldade de, 24-28
  causas, 24
  investigações, 25
  manejo, 25
  acalasia, 28
  EE, 27
  ingestão de corpos estranhos, 25
  transtorno alimentar do bebê, 26
Desidratação
 características clínicas na, 37
 leve/moderada, 37

severa, 37
  choque hipovolêmico, 37
Desmame
  da PN, 237, 238
    como, 237
    qual alimentação enteral, 237
    resultados, 238
  dieta de, 107
  problemas com o, 186, 187
    aspectos importantes, 186
    bebê mais velho, 187
      minerais no, 187
      vitaminas no, 187
  iniciando o, 186
  informações, 186
Desnutrição, 201-208
  conduta, 203
  deficiência vitamínica na, 203-205*t*
    características da, 203-205*t*
  exame, 201
  história, 201
    características importantes da, 201
  investigações, 203
  patologias associadas à, 202*t*
  realimentação, 206
    síndrome de, 206
Diabetes, 140
Diarreia Aguda
  criança com, 35-39
    avaliação, 36
    causas, 36
    história, 35
      características importantes da, 35
    manejo hídrico, 37
    medicação, 38
      outras terapias, 38
    quadro clínico, 36
  em bebês, 32
    risco de, 32
  lactente com, 32-34
    causas, 32
    prevenção, 34
    tratamento, 33
Diarreia
  diagnóstico da, 218
    armadilhas no, 218
Diarreia Crônica
  bebê com, 40-46
    avaliação, 42*a*
      bioquímica, 42*a*

centro especializado, 46
    quando encaminhar, 46
    conduta, 46
    definição do tipo, 41
    diagnóstico diferencial, 41
    enteropatia, 43
      perdedora de proteína, 43
    história, 40
      características importantes da, 40
    investigações, 44
    manejo da, 46
      armadilhas no, 46
  na criança de 1 a 3 anos, 43
    investigações, 43
    resultados, 43
    tratamento, 43
criança com, 47-60
  diagnóstico, 47, 49
    armadilhas no, 49
    diferencial, 47
  educação do paciente, 58
  escore de PUCAI, 56
  história, 47
    características importantes da, 47
  investigações, 49
  nutrição enteral exclusiva, 52
    com terapia de dieta líquida, 52
  tratamento, 52
    doença de Crohn, 52
Dieta
  de desmame, 107
Dificuldade
  de deglutição, 24-28
    avaliação da, 26*a*
    causas, 24
    investigações, 25
    manejo, 25, 26*a*
      acalasia, 28
      EE, 27
      ingestão de corpos estranhos, 25
      transtorno alimentar do bebê, 26
Disfunção
  hepática aguda, 135, 136*t*
    criança com, 135, 136*t*
      diagnóstico diferencial, 135, 136*t*
      investigações específicas, 135, 136*t*
      tratamento, 135, 136*t*
  neuromotora, 19, 198-200
    bebê com, 19

crianças com, 199*t*
  alimentação em, 199*t*
    fatores que podem afetar a, 199*t*
  nutrição em, 198-200
    características importantes da
      história, 198
    exame, 198
    resultados, 199
    tratamento, 198
  renal, 161
    conduta, 161
Distensão Abdominal
  bebê(s) com, 121-127
    por causa hepática, 121-127
      causas, 121
      conduta, 123
      diagnóstico diferencial, 122
      exame, 121
      história, 121
      investigações, 122
        sanguíneas específicas, 123
  causas hepáticas de, 138-140
    criança mais velha com, 138-140
      características importantes da
        história, 138
      características presentes, 138
      diagnóstico diferencial, 138
      investigações, 139
      tratamento, 139
  diagnóstico diferencial, 30
  história, 29
    características importantes da, 29
  investigações, 30
  manejo, 31
    do crescimento bacteriano
      excessivo, 31
  massa abdominal relacionada com, 78
  sem massa, 76
  sinais de alerta, 29
Distúrbio(s)
  alimentares, 205, 206
    informações, 205, 206
      conduta, 205
      investigações, 205
    sinal de alerta, 206
  de armazenamento lisossomal, 124,
    125, 126*t*
    características clínicas, 125, 126*t*
    investigações, 125, 126*t*
    resultados, 125, 126*t*
    tratamento, 125, 126*t*
  gastrointestinais, 10
    funcionais, 10
      critérios de Roma III para, 10
Divertículo
  de Meckel, 64*f*
Doença
  celíaca, 70
    acompanhamento, 72
    aparência endoscópica da, 74*f*
    biópsias duodenais em, 74*f*
      histologia de, 74*f*
    características clínicas, 70
    investigação de, 72*a*, 73*a*
      assintomática, 73*a*
        condições associadas, 73*a*
      de suspeita em casos sintomáticos,
        72*a*
    manejo, 71
    resultados, 73
    sorologia celíaca, 71
  conduta na, 53*a*
    de Crohn, 50*f*, 53*a*, 54
      radiologia com bário na, 50*f*
      úlceras lineares profundas em, 51*f*
        em rastro de caracol, 51*f*
    de Hirschsprung, 80
      achados clínicos, 81
      características comuns, 81
      genética, 82
      incidência, 82
      investigações, 82
      suspeita de, 80
    de Kawasaki, 224
      sinais de alerta, 224
    de Wilson, 130*f*, 132
      anéis de Kaiser-Fleisher vistos na,
        130*f*
      informações, 132
        características clínicas, 132
        tratamento, 132
  fibrocística, 140
    informações, 140
  gastrointestinal, 152
  hepática, 106*t*, 109-113*t*, 131, 132,
    141-149, 153*f*, 155-157, 164, 165
    aguda, 109-115*t*
      diagnóstico diferencial, 109-115*t*
      investigações, 109-115*t*

resultados, 109-115*t*
tratamento, 109-115*t*
após quimioterapia, 155-157
criança com, 155-157
diagnóstico diferencial, 155
exame, 155
história, 155
tratamento, 156
crônica, 141-149, 164
ascite, 145-147
hematêmese, 148, 149
melena, 148, 149
prurido, 141-144
transplante de fígado na, 164
causas, 164
indicações, 164
drogas comuns que causam, 132
sinal de alerta, 132
induzida por droga, 131
características clínicas, 131
conduta, 131
diagnóstico, 131
metabólica, 165
com doença extra-hepática, 165
transplante de fígado na, 165
na CF, 153*f*
pediátrica, 106*t*
produtos usados na, 106*t*
hepatobiliar, 152
induzida por alimento, 68*t*
avaliação de, 68*t*
intestinal inflamatória, 51*f*, 58, 59*a*
enfermeiros especialistas em, 58
lesões em, 51*f*
sintomática, 59*a*
conduta na criança com, 59*a*
metabólica, 109*a*
suspeita de, 109*a*
investigações para, 109*a*
mitocondrial, 116
conduta, 116
tratamento, 52
cirurgia, 55
reincidência da, 52
remissão, 52
induzindo a, 52
terapia, 54
com corticosteroides, 54
de manutenção, 54
futuras, 55

Dor
perianal, 90, 91
causas, 91*t*
investigação, 91*t*
tratamento, 91*t*
Dor Abdominal
criança com, 6-14
causas, 7
cirúrgicas, 8
criança doente, 7
criança febril, 7
criança sadia, 7
dor referida, 9
drogas/toxinas, 9
ginecológicas, 8
obstétricas, 9
raras, 9
conduta, 12
abscesso hepático, 13
cálculos biliares, 13
funcional, 12
trauma hepático, 13
história, 6
informações, 10-12
cálculos biliares, 11, 12
critérios de Roma III, 10
enxaqueca abdominal, 10
investigações, 6
sinais de alerta, 11
quando se preocupar, 11
funcional, 12
manejo, 12, 13
dietético, 12
psicológico, 13
medicações, 12
lactente com, 3-5
causas, 4, 5*t*
conduta, 3
investigações, 3-5*t*
diagnósticas, 4, 5*t*
sinais, 4, 5*t*
de alerta, 5
principais, 4, 5*t*
Droga(s)
comuns, 132
que causam doença hepática, 132
sinal de alerta, 132
doença hepática induzida por, 131
informações, 131
características clínicas, 131

conduta, 131
diagnóstico, 131
tratamento, 193

E

EE (Esofagite Eosinofílica), 27
  com sulcos lineares, 27f
Eletrólito(s)
  na PN, 228
Embolia
  pulmonar, 232
    informações, 232, 233
    investigações, 233
    tratamento, 233
Encefalopatia, 161
  graduação da, 162t
  tratamento da, 162t
Enterocolite
  necrosante, 184t
    risco de, 184t
      fatores que afetam o, 184t
Enteropatia
  conduta, 220
  história, 218
    características importantes da, 218
  investigações, 220
  perdedora de proteína, 43
    causas, 43
    conduta, 44
    investigações, 44
    resultados, 44, 220
  tipos de, 219t
  que se apresentam na infância, 219t
Enxaqueca
  abdominal, 10
Equipe
  de apoio nutricional, 174
    multidisciplinar, 174
      informações, 174
Esplenomegalia
  bebê com, 118-120
    diagnóstico diferencial, 118
    história, 118
    informações, 120
      Neiman Pick tipo 1, 120
    investigações, 119
Estenose(s)
  múltiplas, 144f
  no trato biliar, 144f
  tratamento, 193

F

Falência
  hepática, 115
FAP (Polipose Adenomatosa Familiar), 65f, 121
  coli, 66
Ferritina
  níveis de, 116
    interpretação dos, 116
    armadilhas na, 116
Fígado
  aumento do, 122f
    decorrente de tumor hepático, 122f
  transplante de, 164, 165, 167a
    indicações para, 164, 165
      doença hepática crônica, 164
      doença hepática metabólica, 165
        com doença extra-hepática, 165
      insuficiência hepática aguda, 164
      tumores hepáticos, 165
    investigações após, 167a
Fórmula(s)
  alimentação por, 181t
    problemas comuns com, 181
  composição da, 180
    recomendações atuais para, 180
    da OMS, 180
  para lactentes, 180-182
    nutrição no bebê normal, 180-182
  tratamento, 193

G

Gardener
  síndrome de, 66
Gastroenterite
  outros diagnósticos além de, 33
  quando considerar, 33
Gastroenterologia, 1-91
  bebê, 40-46, 79-82
    com constipação, 79-82
    com diarreia, 40-46
      crônica, 40-46
  criança, 6-14, 21-23, 83-89
    com constipação, 83-89
    com diarreia, 35-39, 47-60
      aguda, 35-39
      crônica, 47-60
    com dor abdominal, 6-14
    com vômitos, 21-23

deglutição, 24-28
  dificuldade de, 24-28
distensão, 29-31
  abdominal, 29-31
dor, 90, 91
  perianal, 90, 91
lactente, 3-5, 15-20
  com diarreia, 32-34
    aguda, 32-34
  com dor abdominal, 3-5
  com vômitos, 15-20
massa, 76-78
  abdominal, 76-78
sangramento, 61-66
  gastrointestinal, 61-66
sintomas, 67-75
  associados à alimentação, 67-75
Gastrostomia
  complicações da, 244t
  sonda, 242
  uso, 242
Glúten
  desafio de, 75
Gordura
  na PN, 227
Gravidez
  vitaminas na, 178
    tratamento, 193

H

HCC (Carcinoma Hepatocelular), 124, 138, 140
HDN (Doença Hemolítica do Recém-Nascido), 62t
Hematêmese, 148, 149
  diagnóstico diferencial, 148
  investigações adicionais, 149
  tratamento, 148
Hemocromatose
  neonatal, 116
    conduta, 116
Hemorragia
  tratamento, 160
Hepatite(s)
  autoimunes, 131
    I e II, 131
      características clínicas, 131
      indicações para transplante, 131
      tratamento, 131

crônica, 143f
  histologia de, 143f
soronegativa, 137
  informações, 137
Hepatologia, 93-169
  bebê, 95-127
    agudamente doente, 108-117
    com distensão abdominal, 121-127
      por causa hepática, 121-127
    com esplenomegalia, 118-120
    com icterícia, 95-107
  criança, 128-140, 150-163
    com bioquímica hepática, 150, 151
      anormal, 150, 151
        incidental, 150, 151
    com CF, 152-154
    com doença hepática, 155-157
      após quimioterapia, 155-157
    com insuficiência hepática aguda, 158-163
      tratamento de, 158-163
    mais velha, 128-140
      agudamente doente, 134-137
      com causas hepáticas, 138-140
        de distensão abdominal, 138-140
      com icterícia, 128-133
  doença hepática, 141-149
    crônica, 141-149
      ascite, 145-147
      hematêmese, 148, 149
      melena, 148, 149
      prurido, 141-144
  transplante, 164-169
    de fígado, 164, 165
      indicações para, 164, 165
    hepático, 166-169
      complicações após, 166-169
Herpes
  simples, 117
  neonatal, 117
Hidropsia
  doença hepática aguda com, 114, 115t
  diagnóstico diferencial, 114, 115t
  investigações, 114, 115t
  resultados, 114, 115t
  tratamento, 114, 115t
Hiperamonemia
  conduta na, 117
  sinal de alerta, 117

Hiperbilirrubinemia
  conjugada, 97a, 99-101t
    às 2 semanas de idade, 97a
      investigando, 97a
    diagnóstico diferencial, 99-101t
      excluída atresia biliar, 99-101t
      investigações, 99-101t
      tratamento recomendado, 99-101t
  não conjugada, 98t
    diagnóstico diferencial, 98t
    investigações recomendadas, 98t
Hiperoxalúria
  tratamento da, 236
Hipertrigliceridemia, 226
Hipoglicemia
  conduta, 160
Hirschsprung
  doença de, 80
    achados clínicos, 81
    características comuns, 81
    genética, 82
    incidência, 82
    investigações, 82
    suspeita de, 80
HPN (Nutrição Parenteral
  Domiciliar), 213, 239, 240
  indicações, 239
  investigações, 239
  resultados, 240
  tratamento, 193, 240

I

Icterícia
  bebê com, 95-107
    conduta, 104
      alimentação, 107
        ao seio, 107
        com fórmula normal, 107
        modular, 107
      colestase, 104
      dieta de desmame, 107
    de 2 semanas, 96a
      investigando o, 96a
    exame, 95
    história, 95
      características importantes da, 95
    investigações, 96
    quando se preocupar, 95
    sinais de alerta, 95

IF (Falência Intestinal), 213-224
  classificação da, 213
  complicações, 224
  enteropatia, 218
  história, 213
    características importantes na, 213
  investigações básicas, 213
  manejo geral, 214
    alimentação trófica, 214
    NST, 214
      quando encaminha para a, 214
  pseudo-obstrução, 220
  resultados, 224
  SBS, 215
Inanição
  efeito da, 207
  no metabolismo, 207
Ingestão
  de corpos estranhos, 25
  não alimentar, 195t
    diagnóstico de, 195t
Insuficiência
  hepática aguda, 158-163, 164
    medicação usada em, 159t
    transplante de fígado na, 164
      causas comuns, 165
      indicações, 165
    tratamento de criança com,
      158-163
      complicações, 160
      prognóstico, 160
Intestino
  comprimentos normais do, 215t
  em diferentes idades, 215t
Intussuscepção(ões)
  ileoileais, 196f
  gangrenosas, 196f
  tratamento, 193

J

Jejunostomia
  complicações da, 244t
  sonda, 233
  uso, 243
  tratamento, 193

K

Kaiser-Fleisher
  anéis de, 130f
    vistos na doença de Wilson, 130f

Kawasaki
  doença de, 224
    sinais de alerta, 224
    tratamento, 193

L
Lactente
  com diarreia aguda, 32-34
    causas, 32
    prevenção, 34
    tratamento, 33
      manejo hídrico, 33
      medicação, 33
  com dor abdominal, 3-5
    causas, 4, 5t
    conduta, 3
    investigações, 3-5t
      diagnósticas, 4, 5t
    sinais, 4, 5t
      de alerta, 5
      principais, 4, 5t
  com vômitos, 15-20
    causas, 16
      bebê mais velho, 16
      recém-nascido, 16
    educação do paciente, 19
    história, 15
      características importantes da, 15
    informações, 18
      testes para refluxo gastroesofágico, 18
    investigações, 17
    refluxo gastroesofágico, 18
      doses para antiácidos em, 18t
      tratamento do, 18
    resultados, 19
    sinais de alerta, 16, 19
      o que procurar, 16
      quando se preocupar, 19
  normal, 176-179
    nutrição no, 176-179
      amamentação, 176-179
      comportamento, 176
      crescimento, 176
      rotinas alimentares, 176
Laxativo(s)
  orais, 88
    informações, 88

Lipídio(s)
  preparações de, 227t
    para PN, 227t
    tratamento, 193

M
Malignidade
  hepática, 123, 124
    informações, 123, 124
    HCC, 124
Massa Abdominal, 76, 78
  diagnóstico diferencial, 76
  e investigações, 76
    distensão sem massa, 76
    massas renais, 77
    quadrante inferior, 77
    quadrante superior, 77
    qualquer local, 77
    suprapúbico, 77
  exame, 76
  história, 76
    características importantes da, 76
  sinais de alerta, 78
    relacionados com distensão, 78
  tratamento, 78
Massa(s)
  renais, 77
    investigação, 77
Medicação
  para diarreia aguda, 33
    em lactente, 33
  para refluxo gastroesofágico, 18
Melena, 148, 149
  diagnóstico diferencial, 148
  investigações adicionais, 149
  tratamento, 148
Metabolismo
  efeito no, 207
    da inanição, 207
Mineral(is)
  na PN, 228
Monitoramento
  nutricional, 173-175
    avaliação nutricional, 174
    informações, 173, 174
      antropometria, 173, 174
      equipe de apoio nutricional, 174
        multidisciplinar, 174

sinal de alerta, 173
　crescimento craniano
　　insatisfatório, 173
　　na desnutrição infantil, 173
　tratamento, 193

N

Nasojejunal
　sonda, 241
　uso, 241
NG (Nasogástrica)
　sonda, 241
　uso, 241
NTS (Equipe de Apoio Nutricional)
　quando encaminhar para a, 214
Nutrição, 171-248
　alimentação enteral, 241-245
　　por sonda, 241-245
　aversão alimentar, 192, 193
　criança, 188-191
　　com déficit alimentar, 188-191
　desmame, 186, 187
　　problemas com o, 186, 187
　desnutrição, 201-208
　　em crianças, 206
　　em quimioterapia, 206
　em disfunção, 198-200
　　neuromotora, 198-200
　enteral, 52
　　exclusiva, 52
　　　com terapia de dieta líquida, 52
　HPN, 239, 240
　IF, 213-224
　monitoramento nutricional, 173-175
　na CF, 247, 248
　　investigações, 247
　　necessidades nutricionais, 247
　　　específicas, 247
　　tratamento, 247
　no bebê, 180-185, 188-191
　　com déficit alimentar, 188-191
　　normal, 180-182
　　　fórmulas para lactentes, 180-182
　　prematuros, 183-185
　no lactente, 176-179
　　normal, 176-179
　　　amamentação, 176-179
　　　comportamento, 176
　　　crescimento, 176
　　　rotinas alimentares, 176

obesidade, 209-212
PICA, 194-197
PN, 225-238
　complicações, 230-236
　desmame, 237, 238
　iniciando, 225-229
　monitorando, 225-229
　tratamento, 193

O

Obesidade, 209-212
　exame, 210
　história, 209
　　características importantes da, 209
　investigações, 210, 211a
　quando se preocupar acerca da, 212
　simples, 210t
　　e patológica, 210t
　　　comparação de, 210t
　tratamento, 211
Oclusão
　do CVL, 232
　　trombose e, 232
　　　características importantes da
　　　　história, 232
　　　diagnóstico diferencial, 232
　　　investigações, 232
　　　tratamento, 233
OGD (Esofagogastroduodenoscopia),
　26a
Oligoelemento(s)
　na PN, 228
　preparações de, 228t
　para PN, 228t
ORS (Solução de Reidratação Oral),
　33, 35
　conteúdo de sal na, 38
　tratamento, 193

P

Pápula(s)
　brancas, 25f
　　em candidíase esofágica, 25f
　　　aparência endoscópica em, 25f
Paracetamol
　superdosagem de, 136
　　informações, 136
　　tratamento, 137
Peritonite
　bacteriana, 147
　　sinal de alerta, 147

Peutz-Jeghers
  síndrome de, 66
PFIC (Colestase Intra-hepática Familiar Progressiva), 144
PICA (Ingestão de Substâncias Não Alimentares), 194-197
  diagnóstico de, 195*t*
  história, 194
    características importantes da, 194
  resultados, 194
PICU (Unidade de Cuidados Intensivos Pediátricos), 174
PN (Nutrição Parenteral), 213
  começando a, 225
  complicações, 230-236
    acidose D-láctica, 234
    CRBSI, 230
    história, 235
      características importantes da, 235
    investigações, 235
    oclusão do CVL, 232
      trombose e, 232
    outras, 235
    SBBO, 233
    tratamento, 236
      da hiperoxalúria, 236
  desmame, 237, 238
    como, 237
    qual alimentação enteral, 237
    resultados, 238
  indicações, 225
  iniciando, 225-229
    componentes, 226
      carboidrato, 227
      eletrólitos, 228
      gordura, 227
      minerais, 228
      oligoelementos, 228
      proteína, 226
      vitaminas, 228
    preparações, 227*t*, 228*t*
      de aminoácidos, 227
      de lipídios, 227*t*
      de oligoelementos, 228*t*
      de vitaminas, 228*t*
  monitorando, 225-229
    componentes, 226
      carboidrato, 227
      eletrólitos, 228
      gordura, 227
      minerais, 228
      oligoelementos, 228
      proteína, 226
      vitaminas, 228
    preparações, 227*t*, 228*t*
      de aminoácidos, 227
      de lipídios, 227*t*
      de oligoelementos, 228*t*
      de vitaminas, 228*t*
    TG e, 226
      informações, 226
      hipertrigliceridemia, 226
Pólipo(s)
  juvenis, 65
Polipose
  características comuns, 64
  juvenil, 66
  pólipos juvenis, 65
Preparação(ões)
  para PN, 227*t*, 228*t*
    de aminoácidos, 227*t*
    de lipídios, 227*t*
    de oligoelementos, 228*t*
    de vitaminas, 228*t*
Primeira Infância
  vitaminas na, 178
Proteína
  na PN, 226
Prurido, 141-144
  história, 141
    características importantes da, 141
  investigações, 142
  tratamento, 142
Pseudo-Obstrução, 220
  conduta, 223
  história, 223
    características importantes da, 223
  investigações, 223
  tipos de, 221, 222*t*
PTLD (Doença Linfoproliferativa Pós-Transplante)
  sinal de alerta, 168
PUCAI (Escore de Atividade da Colite Ulcerativa Pediátrica), 55, 56
  tratamento, 193

Q

Quimioterapia
  complicações da, 156*t*
    hepáticas, 156*t*
      investigações específicas para, 156*t*

crianças em, 206
   nutrição em, 206
   doença hepática após, 155-157
      criança com, 155-157
         diagnóstico diferencial, 155
         exame, 155
         história, 155
         tratamento, 193

R
Radiologia
   com bário, 48f, 50f
      na doença de Crohn, 50f
      na SBS, 48f
Realimentação
   complicações da, 207a
   sinais de, 206
   síndrome de, 206
      investigações, 208
      resultados, 208
      tratamento, 208
Recém-Nascido(s)
   com vômitos, 16
      causas, 16
   doença hepática aguda em, 109-112t
      diagnóstico diferencial, 109-112t
      investigações, 109-112t
      resultados, 109-112t
      tratamento, 109-112t
Refluxo
   gastroesofágico, 18
      antiácidos em, 18t
         doses para, 18t
      testes para, 18
      informações, 18
      tratamento do, 18
         medicação, 18
         profissionais de saúde, 19
Rotina(s)
   alimentares, 176
      no lactente normal, 176
      tratamento, 193

S
Sangramento
   gastrointestinal, 61-66
      causas, 61, 62t
      inferior, 63a
         investigação de, 63a
      investigações, 61
      superior, 64
      tratamento de, 64
SBBO (Crescimento Bacteriano Excessivo no Intestino Delgado), 233
   história, 234
   características importantes da, 234
   investigações, 234
   na SBS, 234
   fatores que contribuem para, 234
   tratamento, 234
SBS (Síndrome do Intestino Curto)
   adaptação, 215
   cirurgia para, 215
      não transplante, 215
         informações, 215
      história, 215
      características importantes da, 215
   manejo, 215, 216a
      estratégias de, 216a
   patologias que originam a, 217, 218a
      manejo, 217, 218a
   radiologia com bário na, 48f
   resultados, 218
   SBBO na, 234
      fatores que contribuem para, 234
Segunda Infância
   doença hepática aguda na, 113t
      diagnóstico diferencial, 113t
      investigações, 113t
      resultados, 113t
      tratamento, 113t
Sepse
   conduta, 163
Síndrome
   de Alargille, 105
      características clínicas, 105
      manejo, 105
   de Bannayan-Riley-Ruvalcaba, 66
   de Cowden, 66
   de Gardener, 66
   de obstrução intestinal distal, 88
      em CF, 88
         características presentes, 88
         conduta, 88
         diagnóstico diferencial, 88
         investigações, 88
         resultado, 88
   de Peutz-Jeghers, 66
   do tumor hamartoma, 66
      PTEN, 66

Sonda
  alimentação enteral por, 241-245
    equipamento necessário em casa, 243
    investigações, 243
    tipos de, 241
      NG, 241
      gastrostomia, 242
      jejunostomia, 243
      nasojejunal, 241
    tratamento, 193, 243
    usando sonda enteral, 245
    uso, 241

T

TG (Triglicerídeos)
  e PN, 226
    informações, 226
      hipertrigliceridemia, 226
Transaminase(s)
  anormais, 151*t*
    investigações específica para, 151*t*
Transplante(s)
  de fígado, 164, 165, 167*a*
    indicações para, 164, 165
      doença hepática crônica, 164
      doença hepática metabólica, 165
        com doença extra-hepática, 165
      insuficiência hepática aguda, 164
      tumores hepáticos, 165
    investigações após, 167*a*
  hepáticos, 166-169
    complicações após, 166-169
      investigação, 166
      tratamento, 167
    indicações para, 131
    nas hepatites, 131
      I e II, 131
Transtorno
  alimentar, 26
    do bebê, 26
Trato
  biliar, 144*f*
    estenoses múltiplas no, 144*f*
Trauma
  hepático, 13
    conduta, 13

Tricobezoar
  sinais de, 194
Trombos
  e oclusão do CVL, 232
    características importantes da história, 232
    diagnóstico diferencial, 232
    investigações, 232
    tratamento, 233
Tumor
  hamartoma, 66
    PTEN, 66
      síndromes do, 66
  hepático, 122*f*, 165
    aumento do fígado por, 122*t*
    transplante de fígado no, 165
      indicações, 165
    tratamento, 193

U

Úlcera
  pálida, 63*f*
    no bulbo duodenal, 63*f*
    tratamento, 193

V

Vitamina(s)
  na gravidez, 178
  na PN, 228
  na primeira infância, 178
  preparações de, 228*t*
  para PN, 228*t*
Vômito(s)
  criança com, 21-23
    cíclico, 22
      manejo do, 22
    diagnóstico diferencial, 21
    história, 21
      características importantes da, 21
    investigações, 22
    sinais de alerta, 23
      avaliação com especialista, 23
  lactente com, 15-20
    causas, 16
      bebê mais velho, 16
      recém-nascido, 16
    educação do paciente, 19
    história, 15
      características importantes da, 15

informações, 18
  testes para refluxo gastroesofágico, 18
investigações, 17
refluxo gastroesofágico, 18
  doses para antiácidos em, 18*t*
  tratamento do, 18
resultados, 19
sinais de alerta, 16, 19
o que procurar, 16
quando se preocupar, 19
tratamento, 193

W

Wilson
  doença de, 130*f*
    anéis de Kaiser-Fleisher vistos na, 130*f*